JN411983

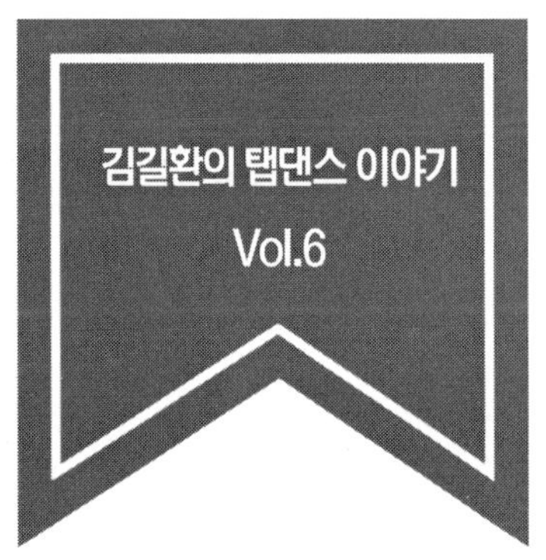
김길환의 탭댄스 이야기
Vol.6

김길환의 탭댄스 이야기 Vol.6
초판발행 | 2026년 02월 06일
저자 | 김길환
발행인 | 박찬우
편집인 | 우현
펴낸곳 | 파랑새미디어

등록번호 | 제313-2006-000085호
서울특별시 마포구 서교동 357-1 서교프라자 318
전화 | 02-333-8311
팩스 | 02-333-8326
메일 | adam3838@naver.com

징가 : 26,000원
ISBN : 979-11-5721-217-0
ISBN : 979-11-5721-137-1 14680(set)

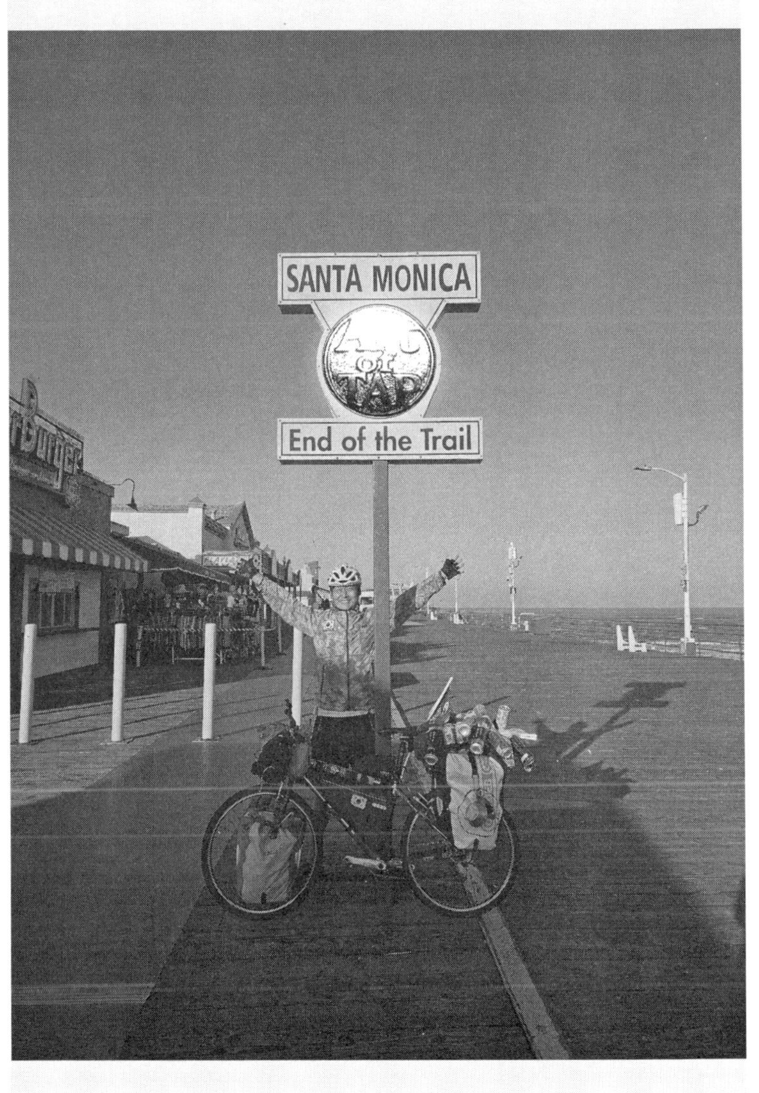
SANTA MONICA
End of the Trail

들어가는 글

내게 탭댄스라는 예술의 재능을 주신

하나님께 감사드리며

이곳에 내게 깨우쳐 주신

탭댄스의 수많은 이야기들을 남깁니다

C O N T E N T S

C O N T E N T S

ART OF TAP

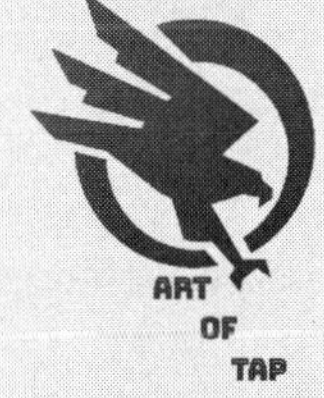

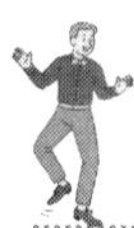

래퍼가 음악 속에서 랩을 하는 것을 듣고 있다 보면 아주 흥겹습니다

리듬, 음정, 박자 다 맞춰가며 입으로 가사를 발사하는 그 소리는

흡사 탭댄스 리듬으로 신나게 하는 것같이 아주 멋집니다

그 랩을 따라 맞춰 조화를 이루는 탭 리듬도 아주 좋습니다

랩도 탭 리듬과 함께 할 아주 좋은 장르입니다

인생을 성공하려면, 〈할일〉을 제시간에 전적으로 하면서,
그것에 몰두해야 됩니다.
그리고 그 일을 다 했으면, 그때 쉬는 것입니다.
쉴 때는 또 구상하고 연구해야 됩니다. ®

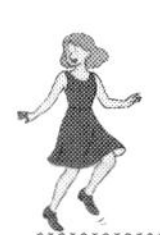

2. 탭댄스 스텝의 수준은 내려갔는데 작품의 질은 떨어지지 않았다

스텝의 난이도를 배우는 사람의 실력에 맞게 조절을 해서
빠르게 몰아치던 것을 리듬을 좀 바꿔서
적당히 몰아치게 만들고 바꾸면서 수준을 낮추게 되었는데
그래도 음악에 맞춰 하는데 작품성은 전혀 떨어지지 않았습니다
단지 색깔이 좀 다르게 된 것입니다
빠른 댄스 음악을 약간 느린 음악으로 바꿔 들어도
그 음악의 느낌은 전혀 약해지지 않은 개념과 같습니다
그러니 탭댄스를 마구 몰아치는 것만이
멋지고 화려하게 보기 좋은 것은 아니라는 것입니다
느려도 보통 빠르기라도 멋지게 할 수 있습니다

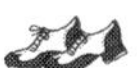

끝까지 완전히 해야 됩니다. 이것이 '인생 성공하는 길'입니다. ®

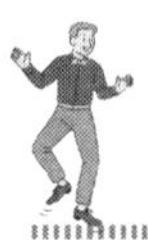

3. 마음가짐에 따라 보이는 탭댄스

똑같은 스텝을 해도 사람마다 보이는 게 다릅니다

애매하게 될 듯 말 듯할 때 보여지는 탭댄스의 모습

직접 보여주는 사람의 심리와 마음먹기에 따라 스텝이 다르게 나옵니다

약간 어설프게 해도 자신감을 갖고 표현을 하면 보기 좋기도 하지만

적당히 하는 듯하는데도 스스로 못하고 있다고 생각하면

보이는 모습도 영 시원찮게 느껴지는 것입니다

이런 모습은 탭댄스뿐 아니라 다른 모든 것에도 적용이 됩니다

〈현실〉만 보지 말고 〈미래〉를 보고서 희망과 기쁨으로 '끝까지' '완전히' 해야 된다. 이것이 '인생 성공하는 길'이다. ®

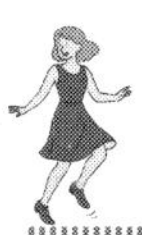

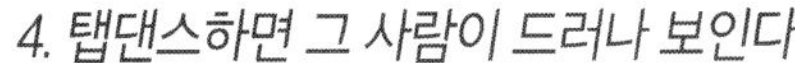

탭 스텝을 익혀서 하는 사람들을 보면
그 사람의 성격과 평소에 살면서 어떻게 사는지 보일 때가 있습니다
제일 잘 보이는 것은 급한 성격으로
스텝의 음보다 마음이 먼저 앞서서
스텝을 다 하지도 못하고 마무리로 가 버리는 경우가 있습니다
이런 사람은 거의 다 성격이 평소에도 급합니다
그리고 보통은 오른발은 좀 되어도 왼발로 넘어가면 안 되는 경우가 많습니다
이것 또한 살면서 오른쪽 위주의 행동 패턴이 익숙하게 살아와서 그렇습니다
순서를 빨리 잘 익히는 사람도 있고
스텝에서 발이 바뀌고 리듬을 하나둘 더 추가되면
아예 정신없이 다 엉켜버리는 사람도 있습니다
평소 살면서 리듬적으로나 감각적으로 탭과 연관된 무엇이 있었다면 좀 더 낫게 빨리 익히게 되고
그런 것이 없었다면 따라 익히는 게 많이 애를 쓰게 됩니다
살아온 모습과 본인 특성에 따라 탭댄스는 그렇게 드러나 보입니다

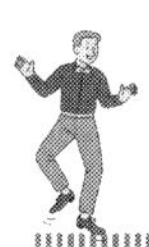

5. 탭댄스는 질인가 양인가?

R - 〈질과 양〉이다
양이 많아도 질이 안 좋으면 가치가 낮고
양이 적어도 질이 좋으면 가치가 높다
질도 좋고 양도 많으면 가치가 최고다

스텝의 질도 가르치는 질도 좋아야 하고,
만들어진 양도 가르치는 시간량도 많다면
아무래도 적은 것보다는 더 나을 것입니다

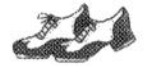

자기가 겪고 느낀 대로 결심하고, 각오하고, 행해야 성공한다. ®

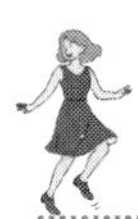

요리를 생것으로 먹으면 맛이 없다가

익혀서 먹으면 맛이 나는 게 있듯이

탭댄스도 어느 정도 빨라지는 게 익는 개념입니다

그런 스텝은 느릴 때는 모르는데

조금씩 빨라지고 리듬이 유지되면 탭댄스의 맛이 달라집니다

그래서 느리게 날것 같은 생으로 먹는 맛도 있지만

빠르게 해서 익혀서 먹는 맛이 더 좋다는 것을 알게 됩니다

<승리>는 '목적 달성'이다 ®

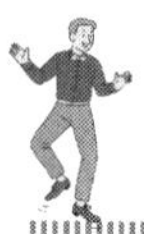

스텝을 익혀도 자꾸 헷갈리고 계속 엉키고 앞뒤 안 맞는 경우가 있습니다

스텝을 다 알지만 연결동작으로는 할 때 엄청 꼬입니다

이럴 때는 머릿속에 스텝을 그려가며 저장된 상태로 하면 안 까먹습니다

머릿속에 스텝을 저장한다는 것이 처음에는 쉽지 않습니다

눕든 앉든 눈을 감고 발을 떠올려서

그 스텝을 영상으로 보듯 그려나갈 수 있으면 그 순서를 안 까먹습니다

나중에 엄청 빠른 것은 일일이 다 그려내기 복잡하지만

한 동작에 한 소리만 깔끔하게 나오는 것은 그려지기 쉽습니다

머릿속에 그리는 것이 힘들다면

펜을 들고 종이에 그려보면 한 번 더 머릿속에 인식이 잘 됩니다

이렇게 하면 스텝을 익히는 데 엄청 도움이 됩니다

<승리>는 '저마다 꿈을 이루는 것'이다. ®

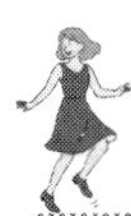

가장 기본적인 3박자로 셔플 스텝(Shuffle step) 을 하면서 정박을 합니다

이것은 기본

이 기본적인 것은 옷을 제대로 입는 것과 같습니다

이 기본적인 틀에서 변화를 주려면

셔플 스텝에서 음을 바꿔버리거나 순서를 엉키게 만듭니다

이것은 옷을 뒤집어 입거나 양면으로 입을 수 있는 옷을 만들어 입는 것과 같습니다

일반적인 1단계만 생각하면 그 하나밖에 없지만

이렇게 틀의 변화를 주면 아주 다양한 스타일을 할 수 있습니다

'정신 일도(一到), 행동 일도, 목적 일도'다. 그러면 성공이다. ®

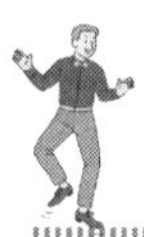

9. 탭댄스와 표현력

표현력이 좀 있으면 스텝이 화려하거나 난이도가 없어도 보는 사람이 신남을 느낍니다

표현력이 부족하면 난이도가 있거나 화려하게 해도 맛이 안 납니다

이 표현력은 액션에만 국한되지 않습니다

리듬의 소리로 표현하는 것도 포함됩니다

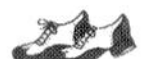

한눈팔지 말고 <목적>에 집중해라. 그러면 성공이다! ®

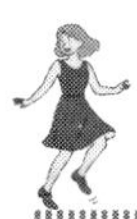

스텝을 양발을 섞어서 할 때 제자리에 가만히 서서만 하는 것보다

앞뒤 좌우로 약간씩 이동을 하면서 하면

더 움직이기도 편하고 스텝을 하기도 더 좋습니다

이건 가만히 서서 버티고 있는 것보다

약간씩 좌우 발을 흔들흔들하면 서 있기 더 편한 것과 같습니다

그런데 처음 할 때는 움직이는 것보다

그냥 서 있는 것이 더 쉽습니다

성공하고 승리하려면, 꼭 행하여라. ®

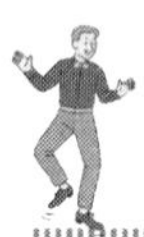

싸이클 자전거 탈 때 착용하는 자전거 클릭 슈즈는
자전거를 발로 내리누를 때만 속도는 내는 것이 아니라
뒤로 돌아 위로 올릴 때도 속도를 낼 수 있도록 만든 슈즈입니다
그냥 일반 신발을 신고 자전거를 타는 것보다 더 효율적으로 속도를 낼 수 있습니다

탭댄스의 힐드롭 셔플(Heeldrop Shuffle)을 빠르게 하면서 서너 번 연습하는데
여기에서 만족하지 말고 셔플(Shuffle)을 할 때마다
힐드롭(Heeldrop) 한 번 토드롭(Toedrop) 한 번씩 섞어가면서 하게 되면
처음에는 상당히 헷갈리지만 익숙하게 되면 더 빠르게 소리를 만들 수 있습니다
Heeldrop(L) Shuffle(R) Toedrop(L) Shuffle(R) 이렇게 반복하는 것입니다
해보면 빨라지게 될 때 느끼게 됩니다
그런데 셔플(Shuffle) 을 먼저 깔끔하게 잘 한 다음에 해야 합니다

'자기'를 귀히 못 보면, 자기를 성공시키지 못한다. ®

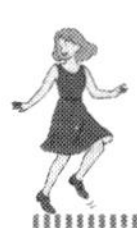

12. 탭댄스 동작 크게 하기

탭댄스 동작을 크게 하면 양발이 힘들 것 같지만
그게 아닐 때가 있습니다
이건 활을 쏠 때 크게 당겨줘야
다음에 화살이 잘 나가게 되는 것과 같은 원리입니다
동작을 크게 하면 다음 동작이 흐름을 타고
더 쉬워질 때가 있습니다
양발을 같은 스타일로 주고 받으며 반복할 때
이런 경험을 하게 됩니다

호랑이를 잡는 것이 자기의 평생 희망과 소망이라면,
호랑이에게 물리더라도 잡는 것이 '영원한 성공'을 이룬 것이다.
그로 인해 묶이고 고통받았어도 목적을 달성했으면
영원한 영광의 성공을 한 자다. ®

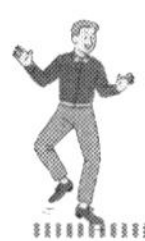

13. 탭댄스 탄력 받기

스톰프(Stomp)가 둔한 스텝 같아도

이 스텝을 놓을 때 탄력을 받고 다음 스텝으로 이어지게 해야 할 때가 종종 있습니다

스텝을 이어서 하다 보면 탄력을 받아야 다음 스텝이 쉽게 이어질 수 있는데

이 탄력을 죽이고 받지를 못하면 다음 스텝이 이어지기 어려워져

음정과 박자가 맞지 않고 흐트러질 때가 있습니다

스톰프(Stomp)를 이용해 탄력을 받는 기법을 익히면 아주 편해질 것입니다

스톰프(Stomp)는 긴장되어 있는 발을 쉬게 해 주는 스텝이기도 하기 때문입니다

<기회>가 와도 자기와의 싸움을 하면서
수고하고 노력하고 기도하면서 해야
기회를 '승리'로 이끌어 갑니다. ®

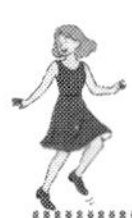

혼자 할 때는 하지 못하던 스텝이 그룹으로 할 때
여러 사람이 하는 것을 같이 따라 하다 보면 될 때가 있습니다
나는 안되어도 되는 사람 따라서 막 하다 보면
나도 되는 것 같이 느껴지는 것입니다
몸이 이미 되었는데 혼자 할 때는 생각으로나 심리적으로 안 되었던 사람은
이렇게 무리 속에서 같이 하면 금방 되기도 합니다

성공이란, 영원해야 됩니다.
잠깐 누리고 끝나는 것은 성공이 아닙니다. ®

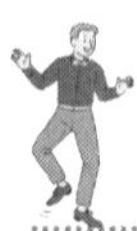

15. 탭댄스와 나만의 코드

이상하게 하다 보면 계속 비슷한 부분에 발이 엉키는 경우가 있습니다

이것은 살아오면서 그 부분의 감정과 근육의 반응에 의한 것이

탭댄스를 하다 보니 스텝과 동작으로 표현될 때 드러나게 되는 것입니다

이 코드는 각자가 다 다르기에 헷갈리게 틀리는 부분도 다 각자 다릅니다

이 부분을 고쳐서 정확하게 만드는 것은
스스로의 인생 가운데 엉켜있는 코드를
탭댄스로 풀어가는 과정이 될 수도 있겠습니다

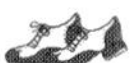

누구든지 <생각>에 따라 '성공과 실패'가 좌우된다. ®

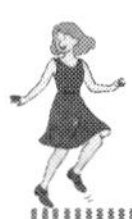

흑백으로 사진을 놓고 책이나 인쇄물을 출간하면 제일 저렴하게 책정됩니다

그런데 사진에 색을 넣어서 2도나 3도 4도로 컬러를 나오게 만들면

금액이 올라가게 됩니다

탭댄스 스텝을 가지고 작품을 구성할 때

스텝을 흑백 사진처럼 한두 개만 넣으면 그리 어렵지 않은데

컬러 사진으로 출간하는 것처럼 돈이 더 들면서

화려하게 스텝을 3~4개를 더 추가하면 수준은 올라가게 됩니다

여유가 있으면 일부러 컬러로 안 하고 흑백으로 빈티지하게 하기도 합니다

컬러는 컬러대로 흑백은 흑백대로 다 멋지고 매력 있으니 무엇을 하든 좋습니다

<처음>에는 안 돼도 <과정> 중에 되어 가면서 성공하게 된다. ®

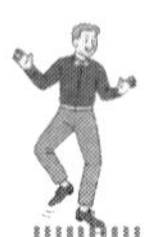

17. 탭댄스 이기고 지고

탭댄스에서 무슨 이기고 지는 것이 있을까요?

탭댄스는 서로 경쟁하는 것도 겨루는 것도 아닌데 말입니다

행여 더 빠르게 소리내기, 더 많은 소리 만들기로 겨룬다면

그건 서로 경쟁이 될 만도 하겠습니다

탭댄스는 소리로 리듬과 함께 움직임으로 춤과 함께 노래, 음악과 함께

즐겁게 누리며 드러내는 것이 좋습니다

혹여 이기고 지고를 추구하는 순간 경쟁심이 발동되어 실력 향상에는 도움이 되고

보는 사람들은 더 흥미로워질 수는 있을 것 같습니다

축구는 서로 겨루고 이기려고 하지만

보는 재미도 있고, 하는 사람도 더 열심히 열정을 갖고 하게 되니 말입니다

탭댄스도 겨루면서 재미를 느낀다면

그것 또한 맞는 사람에게는 추구해 볼만한 도전이기는 하겠습니다

〈확인〉은 '성공'과 '실패'를 말해 준다. Ⓡ

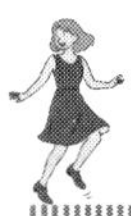

18. 탭댄스 잠을 이기는 마음 뜻 목숨

R - 잠을 자고 일어날 때도 정말 힘들지요? 왜 그럴까요?

잠을 자고 있었으니, '잠자고 있던 기존성 90%'가 자기 생각도 몸도 장악하고 있습니다.

여기서 〈기존의 잠〉을 버리고 〈새롭게 새벽 일찍 일어나는 길〉은 성공 확률이 10% 정도로 매우 낮아집니다.

〈기존성〉이 90%나 장악하고 있으니, 〈새 길로 갈 가능성〉 10%를 가지고 도전해야 됩니다.

이때는 '보통'으로 하면, 〈기존성〉 때문에 집니다.

마음과 뜻과 목숨을 다해서 일어나고자 하면, 그때는 '가능성 10%'가 '기존성 90%'를 이기고 일어나게 됩니다.

어떤 일이든 그러합니다.

- 마음 뜻 목숨 다해 기존성을 이겨내고 다른 차원으로 나아가야 새로운 차원의 길을 갈 수 있게 되는 것입니다

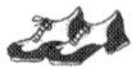

개인이 못하면 〈책임분담〉을 못 한다.
〈책임분담〉을 못 하면 실패한다. Ⓡ

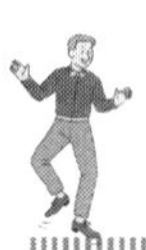

허공 캐치를 하는 모습이 여러 가지가 있는데
그중 클레이 사격도 있고, 축구의 발리슛도 있고
테니스든 탁구든 허공에 떠 있는 공을 치는 것도 있고
이렇게 여러 가지 종류가 있는데
탭댄스에서 이런 허공 캐치하듯 발소리를 내줘야 하는 게 있습니다
더블 윙(Double Wing)이 그중 하나인데
이것은 소리를 잘 내려고 허공에서 바닥을 지나칠 때
발가락을 잘 써서 캐치를 제대로 해 줘야 맑은 소리가 나게 됩니다
더블 풀백(Double Pullback)을 할 때도 허공 캐치를 해줘야 합니다
허공 캐치는 쉬운 기술은 아닙니다

모두 사람들과 더불어 인생을 살다가
결국은 개인이 할 일을 개인이 하면서 살아간다.
그래서 개인이 잘해야 성공한다 Ⓡ

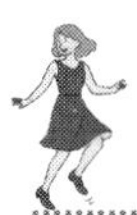

R - 만든 자에게 배워야 제대로 배울 수 있습니다

영상을 보고서 따라 하거나 스텝을 익힌 사람에게 그것을 배우기도 하지만

가장 확실하게 배우는 것은

그 스텝을 직접 창작하여 만들어낸 사람에게 배워야 정확히 배우는 것입니다

<생각>과 <몸>이 따로 놀면 실패한다. ®

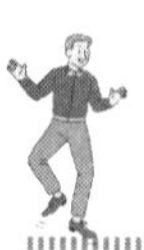

모든 사물, 만물의 원리가 하나씩 추가가 되면서 다양해집니다

단순했던 하나의 구조로 시작된 몸짓도

하나씩 추가되면 나중에 복잡해지고 다양해지듯

창작과 응용은 이렇게 하나씩 변화를 주면서 시작되는 것입니다

탭징은 4개가 탭슈즈에 똑바로 박혀 있습니다

발을 바닥에 붙여놓고 발가락이나 뒷굽을 들었다가

그대로 직선으로 바닥에 내려놓을 때는

소리가 나는 스텝 용어는 오직 하나 뿐입니다(Toedrop, Heeldrop 등)

그런데 발을 바닥에서 전부 들었다가 직선으로 내렸을 때는

새로운 용어가 나옵니다(Step, Stomp 등)

그리고 발을 바닥에서 들었다가 직선이 아닌 꺾어서 내려놓을 때는 또 다른 용어가 나옵니다(Dig, Toe, Clunk 등)

그리고 이제 밀거나(Brush, Scuff) 댕기고(Spank), 들었다 새롭게 치면서 내려놓으면서

더 많은 새로운 용어들이 나옵니다

사물이 다양하게 늘어나듯 스텝들도 무한히 늘어나게 됩니다

<할 일>을 두고 조금만 하면, 되는 것이 없습니다.
많이 해야 불가능한 것도 가능하게 되고,
자신감이 생기고, 그에 따라 성공하게 됩니다. ®

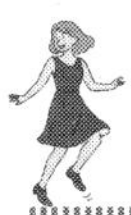

장미를 아름답다고 많은 사람이 생각합니다
그런데 줄기에는 가시가 있습니다
이 가시가 일반적인 꽃이었던 장미를
더욱 색다른 차원의 아름다움으로 보이게 만드는 역할을 합니다
장미가 가시가 없었다면 꽃의 장르들 중에서 지금의 지위를 누리지 못했을 것입니다

탭댄스는 보기에는 재밌고 쉽게 보입니다
그런데 막상 해 보면 눈으로 볼 때처럼 쉽지만은 않고
사람을 힘들게 하는 부분이 나옵니다
근육 저하, 순발력 부족, 리듬감 없음, 이해력 딸림 등
생각지도 못했던 곳에서 몸의 숨겨진 복병이 드러납니다
이런 반전이 있기에 탭댄스가 눈으로 보기만 할 때보다
직접 겪어보면 더욱 장미같이 색다르게 인식되는 것입니다

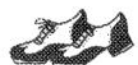

많이 행하는 자는 성공하고, 조금 행하는 자는 실패합니다. ®

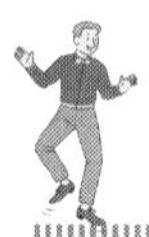

23. 탭댄스와 작두펌프

옛날 작두펌프는 자체적으로는 아무것도 안 나오지만
물을 한 바가지 넣어 준 다음에 펌프질을 하면
그다음부터는 지하수에 있던 물이 마구 쏟아져 나옵니다

탭댄스도 마찬가지입니다
지하수 원천처럼 몸의 기본이 조금 갖춰진 사람이라면
하나의 스텝을 제시해 주고 그것으로 응용을 시작하면
새로운 스텝들을 할수록 계속 쏟아져 나오게 됩니다
지하수 물이 고갈되기 전까지 계속 펌프질하면 물이 나오듯
탭스텝도 아이디어가 고갈될 때까지 무한히 쏟아져 나옵니다

조금 행한 자는 성공률이 10~20%입니다.
고로 자신이 없으니, 거기서 포기합니다.
많이 행한 자는 성공률이 80~90%입니다.
고로 자신이 있으니, 더 행하여 성공합니다. ®

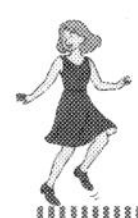

스톰플(Stomple) 을 할 때 스톰프(Stomp) 때린 후

발가락 힘이 없어서 발을 앞으로 민 다음에

스팽크(Spank)를 해서 스텝(step)을 내려놓는 것으로 하게 되면

나중에 빠르게는 절대 제대로 할 수 없게 됩니다

그러니 조금 익숙해졌다면 스톰프(Stomp)를 친 후에 다리 전체를 들지말고

발가락만 들어올려서 스팽크(Spank)를 하는 연습으로 해야 합니다

그래야 빨라져도 시간을 안 뺏깁니다

이것은 패들롤(Paddle roll) 할 때도 마찬가지로 그대로 적용됩니다

아예 다른 길로 가야 높은 속도를 갈 수 있습니다

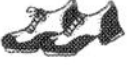

많이 행한 자는 그만큼 자신이 있으니 성공합니다.
고로 자신 있는 자가 성공합니다.
자신이 없는 자들을 보면, 그만큼 행한 것이 없기 때문입니다.
고로 성공률도 낮습니다. ®

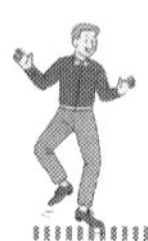

25. 탭댄스 주기 익숙해지기

주 1회 하는 사람들은 그 주기에 몸이 익숙해집니다

주 2회 하는 사람들은 그 주기에 익숙해집니다

매일 하는 사람들은 매일 하는 것에 익숙해집니다

사람은 자기가 어떤 주기를 갖고 임하느냐에 따라 그 주기에 익숙해집니다

빨리하고 싶다면 자주 하면서 익숙하게 주기를 만들고

여유를 갖고 할 때는 주 1회 2회 등 적응하기 나름입니다

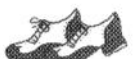

시작해라. 시작이 승리다. ®

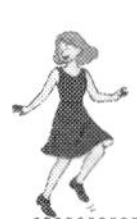

물총고기가 벌레를 잡는 기술은

물을 모아서 한 번에 빠르게 쏘아서 벌레를 맞춰서 떨어뜨리는 것입니다

이 빠르게 쏘는 방법처럼

탭댄스에서 셔플(Shuffle)과 플랩(Flap)을

첫 박자보다 두 번째 박자를 빠르게 해서 보여주고 들려주는 리듬이 있습니다

물총고기가 물총 쏘듯이 발가락 기술을 써 줘야 그 리듬이 나옵니다

힘들고 고생돼도 시작하여 행하는 자는
성공하고 승리한 자이니,
그 일의 주인이 된 것이니라. ®

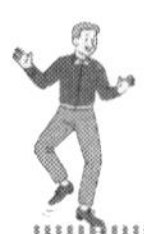

옷이라는 한정된 크기 안에

어쩜 그렇게도 천차만별 무한한 디자인이 드러나서 패션의 세계가 무한한 것인지

패션 디자인을 전공하든 옷을 다양하게 입고 다니는 사람이든

참으로 놀라울 지경입니다

이렇듯 탭댄스도 무한히 표현해 낼 수 있습니다

탭슈즈에는 징이 4개밖에 없어서 별거 없을 것 같지만

이름 붙은 탭댄스 스텝용어만 해도 40개쯤 되고

고유 이름을 지닌 스텝들도 알파벳 순서대로 나열할 수 있을 정도로 많습니다

무한히 탭댄스 리듬 디자인을 창조해 나갈 수 있습니다

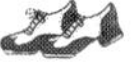

생활 속에서, 삶 가운데서 해야 될 '작은 일들'을 제대로 못 하면,
'큰일들'도 다 실패합니다.
축소한 '작은 일'을 충성으로 행하지 않으면,
거기서부터 '큰일'도 깨지게 됩니다. Ⓡ

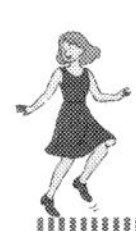

28. 자동으로 하는 탭댄스

기계는 자동이 있고 수동이 있습니다

수동이 낭만적인 것이 있긴 하지만 자동이 편리하고 더 첨단적입니다

한 번 눌러 놓으면 알아서 조절하면서 움직이니

일일이 바뀔 때마다 신경 안 써 줘도 됩니다

탭댄스도 그렇게 자동으로 할 수 있게 만들어 놓으면

음악이 달라져도, 속도가 달라져도 스텝이 뒤바뀌어도

바로바로 그에 맞게 적응해서 바꿔서 할 수 있습니다

자동으로 할 수 있는 기술이 능력입니다

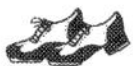

성공하려면, 완전하게 행해라. ®

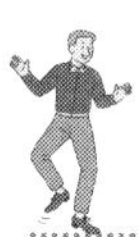

29. 탭댄스 구정물 버리기

잘 안되는 스텝들은 구정물과 같습니다

구정물을 비워내는 방법은 걸러내는 방법도 있지만

맑은 물을 계속 주입시켜 흘러 나가게 만들면 순리적입니다

잘 되는 스텝을 꾸준히 반복하여서

몸의 안 되는 구정물 같은 감각들을 서서히 배출시켜 버리는 것입니다

한 번에 걸러내면 빈 공간이 많이 생겨버리니

순리적으로 맑은 물을 주입시켜 주는 것이 무리가 없는 방법입니다

이렇게 연습해 나가면 됩니다

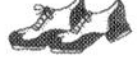

기회를 잡는 데도 '완전한 시간'이 있다.
그 시간에 행하는 자만 그 시간에 기회를 잡아 성공한다. ®

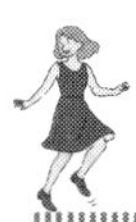

30. 탭댄스로 인생 고치기

탭댄스를 배우다 보면 평소에 몰랐던 자신의 부족한 부분들이 많이 나타납니다

음악적 감각이 이리도 없었나?

중심을 이리도 못 잡나?

순발력이 이리도 모자란가?

순서를 이렇게도 못 익히나?

체력이 왜 이리 안 좋나?

이해력은 왜 이리 부족하지? 등등등

탭댄스를 잘하려면 이런 부족한 모든 감각과 능력들을 향상시켜야 됩니다

그러니 탭댄스 잘하게 되면

본인 인생 또한 부족한 부분의 모습들이 잘 되는 모습으로 바뀌게 되는 것이니

인생 또한 더욱 좋아지게 되는 것입니다

푹 빠져 잠을 자듯, 모든 일을 그렇게 해야 승리한다. ®

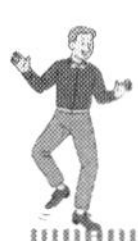

31. 탭댄스와 폭포수

폭포수는 줄기차게 끊임없이 콸콸콸 쏟아져 내립니다

탭댄스를 하다 보면 이렇게 폭포수같이 마구 쏟아져 잘 될 때가 있습니다

안무 만들 때, 스텝 만들 때, 스텝 연습할 때, 순서 익힐 때

거침없이 하는 대로 마구 잘 되는 그 순간 폭포수 같이 신나게 쏟아져 나옵니다

이런 경지로 하면 많은 것을 이루어 나갈 수 있습니다

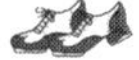

후회는 후에 하게 됩니다.
고로 열심히 해야 됩니다.
열심히 하는 자만 승리하고 성공하게 됩니다. ®

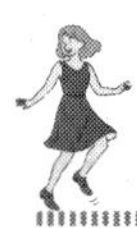

32. 산삼 탭댄스와 인삼 탭댄스

산삼은 야생에서 그 씨앗이 발화되어 인삼보다 더 효능이 좋고 가치도 높습니다

산삼의 가치는 사람의 손길을 타지 않고

자연 속에서 스스로 견디며 뿌리 내리고 양분을 흡수하며 굳게 성장한

하늘이 내린 자연의 작품입니다

반면 인삼은 사람이 씨를 심고 정성을 들여 가꿔서

다양한 품종으로 개발시켜 만들어 낸 것입니다

인삼에 아무리 정성을 들여도 산삼의 가치와 효능을 넘어서지는 못합니다

산삼같이 탭댄스를 하는 것은 그렇게 가치가 더 높습니다

스스로 창조하는 듯하지만, 무아의 경지에서 영감으로 받아서 하는 탭댄스는

인삼같이 인간의 관점에서 만들어 내는 것과는 다른 효능을 발휘하는 것입니다

<자기 개성과 재능>을 '자기 희망과 재산'으로 삼고,
개성과 재능대로 행하면서 살아야 됩니다.
그러면 성공합니다. ®

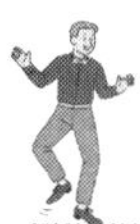

33. 탭댄스 단점 보완하기

R - 〈단점〉이 없는 것은 없다.
단점을 보완하고 고치면 된다

- 안 되는 것이 없는 사람은 없습니다
그것을 고치고 이겨내고 단련시키며 만들어 나가면 됩니다

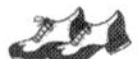

'개성과 재능'대로 행하면 성공률이 높아집니다. ®

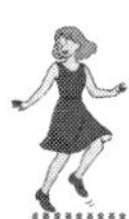

34. 큰 자가 하는 탭댄스

R - 〈물건〉이 다 비슷해도 '큰 자'가 썼으면, 더 가치 있게 본다

- 탭댄스가 가끔 유명인이 방송에 나와서 하면

대중들이 탭댄스에 더 관심을 갖게 되는 일들이 생깁니다

가만히 존재해도 탭댄스는 사람들에게 좋은 장르로 인식되어 있으나

소위 말하는 '큰 자, 유명인'이 탭댄스를 하여서 많은 이들에게 알려지게 된다면

지금보다 탭댄스의 가치는 더 올라가게 될 것입니다

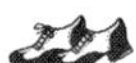

〈뇌〉가 병들지 않아야 성공합니다.
〈생각〉이 좋고 위대해야 성공합니다. ®

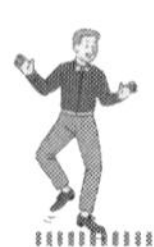

35. 탭댄스를 오래 했어도 떳떳하지 못해

운전을 하다가 신호가 바뀌어서 회전을 하고 차선을 옮길 때
맞은편에서 오는 운전자가 신호를 틀리고 오는데
오히려 그쪽에서 내게 뭐라고 하는데 나는 순간 아무 말도 하지 못합니다
신호를 어긴 사람이 뭐라 했는데도 반박을 못했느냐 하면
내가 신호를 잘 지켰는지 떳떳하지 못해서 그랬다는 것입니다
평소에 늘 신호를 철저히 지키며 다녔으면 괜찮은데
가끔 신호 무시하고 갈 때도 있었기에
그 순간에 신호를 잘 지켰는지 자신이 없었던 것입니다

이와 마찬가지로 탭댄스도 평소에 틀리게 했을 때마다
완벽하게 체크하고 제대로 하는 습관으로 늘 해 왔다면
누군가 혹시 틀렸다고 말했을 때
본인은 제대로 했다고 느꼈다면 떳떳하게 말할 수 있습니다
그런데 틀리게 하면서도 얼렁뚱땅 넘기듯 지나치면서 했으면
누군가 지적을 하면 맞게 했다고 자신있게 말할 수가 없습니다
떳떳하게 하려면 늘 평소에도 온전히 하면서 하는 것이
체질화, 생활화가 되어 있어야 합니다

'행하는 자, 실천하는 자'만이 성공한다.®

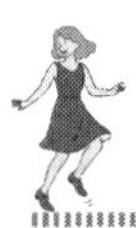

36. 탭댄스와 묵음

묵음은 묻혀서 나오는 듯 나오지 않는 듯하는 소리로

존재는 하는데 박자 속에 숨어 들어가 소리로는 나오지 않는 음입니다

이 묵음을 스텝에 잘 써먹는 것은 척(Chug)에서 잘 드러납니다

스톰프 척 힐드롭(Stomp chug heeldrop)을 하면서 탱고 리듬을 쓰면 아주 멋집니다

묵음은 들리긴 하는데 반 박자의 개념으로 스텝과 스텝 사이에 넣습니다

이렇게 하면 아주 묘한 소리의 매력이 나옵니다

'환경과 처지' 때문에
마음이 약해지거나 병들어서 다짐이 무너지면,
얼른 고치면서 행하는 자, 실천하는 자만이 성공한다. ®

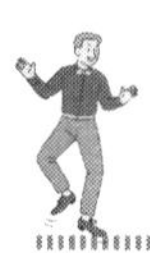

37. 탭댄스와 뼈때리기

뼈를 때린다는 의미는 일반적인 충격과는 다르게
상당히 충격을 심하게 주는 것입니다
탭댄스 하다가 뼈 때린다고 생각할 정도면
뭔가 쇼킹이 될만한 자극을 받았다는 것입니다
좋은 쪽으로 받았으면 좋습니다
나쁜 쪽으로 받으면 안 좋은 것이지만
좋은 의도로 뼈 때릴 정도의 자극을 받았다면
성장에 큰 도움이 됩니다

만사의 모든 일이 '순서'가 바뀌면 되는 일이 없다.
먼저는 순서대로 하고,
그다음에 얼마나 열심히 하느냐에 따라 승리한다.
다시 말하면, 열심히만 하면 성공하지 못한다.
순서대로 하면서 열심히 해야 성공한다. Ⓡ

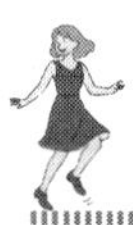

38. 탭댄스와 반어법

잘하라고 얘기하고 싶은 마음이 가득한데
입에서는 지적하는 말이 나올 때도 있습니다
그걸 듣는 사람은 악한 의도가 없다는 것을 아니까
오히려 잘하라는 말보다 더 힘을 얻습니다
일종의 반어법입니다

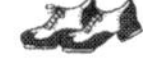

완벽하게 구상하기, 완벽하게 행하기다.
그러면 '신'이 되어서 구상하고 계획한 대로 성공한다. Ⓡ

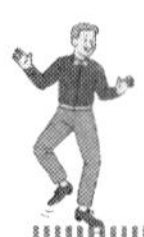

39. 탭댄스와 사회 직장조직

사회의 직장 속에는 각기 부서들이 있어 다양한 능력의 사람들이 존재하고 있습니다

탭댄스도 마찬가지로 각각 따로 다양한 용어를 지닌 스텝들이 존재하고 있습니다

사회 조직 구성원들이 열심히 일을 하여 그 회사가 돌아가듯

탭댄스도 각기 다른 다양한 스텝들이 조화롭게 움직이며 작품을 선보입니다

사회 직장 구성원들이 각자 능력이 뛰어나고 조화가 잘 되어야 그 회사가 잘 되듯

탭댄스도 그 스텝들 하나하나를 우선 제대로 구사하면서 구성을 해야 멋지게 나옵니다

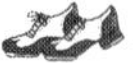

〈뇌〉는 '자기 생각'으로 지시하고, 다스리고, 부릴 줄 알아야 된다.
'자기 생각'으로 〈자기 뇌〉를 부리는 자가 성공한다. ®

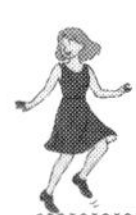

40. 탭댄스 할 땐 하고 쉴 땐 쉬자

일을 할 때 할 때는 제대로 하고 쉴 때는 제대로 쉬어 줘야
다음에도 수월하게 일을 하듯이
탭댄스도 연습할 때는 제대로 하고 쉴 때는 아예 제대로 푹 쉬어 줘야
다음에 다시 연습할 때 제대로 하게 됩니다
당연한 원리이지만 이걸 제대로 못하는 사람들이 은근히 많습니다
할 때 하고 쉴 때 쉬자

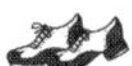

어떤 자는 100% 했다가 무너져서 40% 남았다.
40%가 남았는데도 포기해 버린다. 〈성공 법〉을 모르기 때문이다. ®

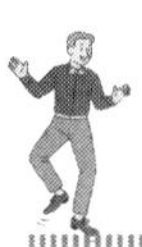

41. 탭댄스와 온돌방

온돌방에서 따뜻하게 잠을 자거나 몸을 데우고 나면

영하 10도 이상으로 되어 있는 밖에 나가도 몸이 추위를 별로 타지 않습니다

몸에 따뜻한 기운이 남이 있어 그렇습니다

탭댄스 스텝으로 몸을 충분히 단련해 놓으면

근육도 튼튼해지고 건강해져서 일반 활동을 할 때도 활력이 생기고 지치지 않게 됩니다

탭댄스로 인한 온돌방 효과입니다

1%의 가능성만 있어도 포기하지 말아라.
포기하면 끝이다,
1%를 가지고 행하여 100%를 만들면 된다. ®

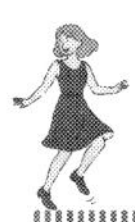

42. 탭댄스와 아이스크림

아이스크림은 적당히 얼려 있을 때 먹어야 맛이 나듯

탭댄스 근육도 어느 정도 몸이 풀려야 스텝이 맛이 나게 잘 나옵니다

아이스크림이 녹아버리면 맛이 덜하듯

탭댄스 할 때도 근육이 굳어버리기 시작하면 원활한 스텝이 나오지 않습니다

조건을 잘 갖춰서 할 때 최상의 맛도 폼이 나오게 됩니다

1,000미터를 가야 성공한다 하자.
'매일' 1미터씩 조금씩 가다 보면,
자기도 모르게 멀리 가서 어느새 '목적지'에 가까이 가게 된다. ®

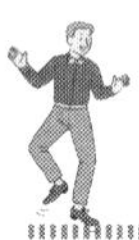

43. 탭댄스 스텝과 필기구

필기구는 참으로 다양합니다

연필, 볼펜, 사인펜, 매직, 색연필, 잉크펜, 만년필, 붓, 형광펜 등등

이루 헤아릴 수 없는 각각의 제품들이 많습니다

필기구를 어떤 것을 사용하느냐에 따라 글을 쓸 때의 형태가 나오듯

탭댄스 할 때도 어떤 스텝을 골라 사용해 주느냐에 따라 보여지는 동작들이 달라집니다

자기 취향에 맞고 용도에 맞게 써 나가면 되는 것입니다

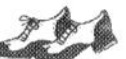

무엇이든지 '자기가 해야 될 일'을 했으면, 승리한 것이다. ®

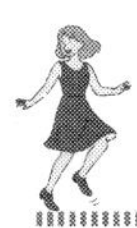

44. 탭댄스 안 해도 괜찮아

물건을 사려다 안 사고
또는 조금 써 보다가 안 좋다고 평가 내리고
그걸 또 다른 사람들에게 알리기까지 한다면
안 사도 좋고 안 해도 좋은데
단순하게 자신의 경험만 갖고서 평가를 하는 것은
확실한 것이 아닌 것입니다

탭댄스도 할 때도 조금 하다가 그만두고 안 좋다고 한다면
차라리 안 해도 좋으니 뭘 모르는 소리는 하지 말아야 하는 것입니다
나에게는 필요 없고 도움도 안 되는 물건이라도
또 다른 누군가에게는 너무도 좋은 용도로 사용되는 법이니
탭댄스도 혹여 자신은 안 좋은 경험을 했었다해도
그것이 답인 듯 평가내려서는 안 되는 것입니다

〈행하지 않은 것〉이 패배요, 실패다. ®

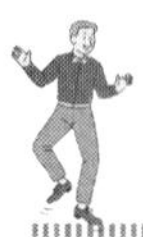

45. 새로운 변종 탭댄스

코로나바이러스 시대를 살고 있는 요즘
이 코로나는 이전 시대에는 없던 새로운 변종 바이러스였기에
처음에는 치료제도 없다가 이제 치료제도 만들어졌습니다
그런데 그걸 뛰어넘어, 또 새로운 변종 바이러스들이 나타납니다
여태껏 지구의 질병 역사들이 그러했으니
앞으로도 새로운 질병들은 또 나타날 것입니다

탭댄스도 새롭게 변종같이 창작되는 스텝들이 많이 나올 것입니다
그 가운데 살아남는 스텝도 있을 것이고 사라지는 스텝도 있을 것입니다
계속 그러할 것입니다

행해야 승리합니다.
그러나 〈미완성의 실천〉으로는
'완성'이라는 '최고의 것'을 구경하지도 못합니다. Ⓡ

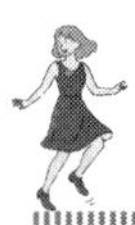

46. 탭댄스와 눈송이

하늘에서 눈이 내리듯 탭댄스 스텝에 영감이 내려옵니다

눈이 내리면 금방 녹듯 스텝의 영감도 오래 남아 있지는 않습니다

눈을 뭉쳐서 눈사람을 만들어 놓으면 그 모양이 유지가 좀 되듯

떠오른 스텝의 영감을 정리해서 컴비네이션으로 만들어 두면 하나의 틀이 됩니다

눈사람을 꽁꽁 얼려 냉동고에 계속 보관하면 영구보존되듯

만든 스텝도 영상으로 찍어 잘 보관하면 영구보존 시킬 수 있습니다

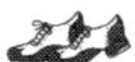

최선을 다해 '완성한 것'을 보고 쓰는 자는
항상 '완성'이라는 기준을 두고 행합니다.
고로 항상 '완성된 성공'을 이루며 만족하게 삽니다. ®

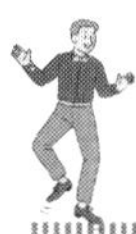

47. 탭댄스와 무감각

탭댄스를 하다 보면 감각을 못 느끼고 스텝이나 움직임을 할 때가 있습니다

얘기를 해 주는데도 본인이 몸으로 안 되면 인식을 못 합니다

본인이 음식을 가지고 있는데도 먹지 않아서 그 음식의 맛을 모르는 것과 같습니다

음식을 먹고 맛을 느끼게 되면 그제야 그걸 알게 되는 것이지요

감각을 찾아서 이해를 하게 되었을 때도

언제 그게 안 되었는지 기억을 하는 사람도 있고 못 기억하는 사람도 있습니다

크게 생각해라. 크게 행해라. 많이 행해라.
그리고 커라. 만들어라. 변화되어라. 차원을 높여라.
그러면 된다. 이상적으로 된다. ®

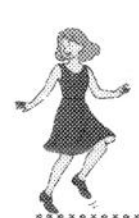

48. 탭댄스와 한우고기

한우고기는 버릴 게 하나도 없습니다
소 한 마리 잡으면
머리부터 발끝, 꼬리 끝까지, 가죽부터 뼈까지
하나도 버릴 것 없이 다 쓸 수 있습니다

탭댄스에서 이렇게 한우고기처럼
다양하게 응용이 가능한 패들롤(Paddle roll) 같은 핵심적인 게 있습니다
이걸 기본을 확실하게 익혀놓으면
한우 고기를 분위별로 쪼개서 다양하게 요리를 하듯
스텝들을 엄청나게 만들어 나갈 수 있습니다

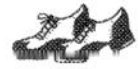

중간까지 점수가 좋았어도
'끝'에 포기하면 승리자라고 할 수 없다.
중간까지 못 했어도 '끝'을 잘하면 운명이 바뀐다. ®

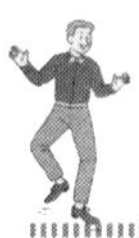

49. 탭댄스 사기 캐릭터

게임 속에서 나오는 캐릭터 중
모든 능력을 다 갖춰 말도 안되는 지존급의 캐릭터가 되어 버리면
사기 캐릭터라는 말을 붙이기도 합니다

탭댄스로 사기 캐릭터가 된다면
음정, 박자, 속도, 근력, 감각 등 모든 것을 다 완벽하게 하면서
더 나아가 자신의 생활적인 분야에서도 한 자리 넘게 능력을 발휘하고 있다면
사기캐릭터라 명명할 수 있을 듯 합니다

탭댄스로 사기 캐릭터가 된다면 게임 속의 사기 캐릭터보다는 더 현실적일 것입니다

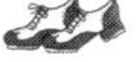

<핵>은 '답'입니다. '주인'입니다.
<핵>을 알고 <핵>과 일체 되면, 성공합니다. ®

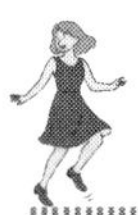

50. 탭댄스와 무게 중심

축구 잘 하는 사람들은 무게 중심이 낮다는 얘기를 아나운서들이 하던데

탭댄스도 하는 걸 보면 무게 중심이 낮게 잡고 하는 게

음도 흔들리지 않고 자세도 깔끔하게 나오는 것을 보게 됩니다

역시 무게 중심은 낮게 잡고 하는 것이

안정감도 있어 보이고 움직임도 날렵하게 하기 좋습니다

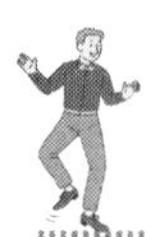

51. 탭댄스와 실타래

실타래를 쓰다 보면 실이 엉켜버릴 때가 있습니다
이때는 차근히 실의 끝자락을 찾아 풀어나가야 하는데
성질을 이기지 못하고 급하게 마구 댕겨버리면 실은 더 꼬이고 엉켜서
결국 풀어내지 못하고 끊어버려야 쓸 수 있게 됩니다

탭댄스를 하다 보면 엉킨 실타래를 만난 듯
잘 풀리지 않는 경우가 상당히 많습니다
이런 순간을 맞딱뜨리게 되면 마음 급하게 먹지 말고
천천히 하나씩 스텝을 풀어 나가야 합니다
성격을 못 이기고 그냥 막 빠르게만 마구잡이로 하면 스텝은 더 꼬입니다
그런데 그렇게 마구 하다가 잘 풀어져 되는 경우도 있기는 합니다

대부분 실타래는 마구 댕기면 더 엉키지만
탭댄스 스텝은 어떨 때는 마구 때리면 체력과 정신이 지치지 않는 한
결국 하나의 완성된 모습이 되기도 합니다

성공하는 데 있어서 '때'를 모르고 성공하는 사람은 없습니다.
성공하고 승리하는 데는 꼭 '때'가 들어 있습니다. ®

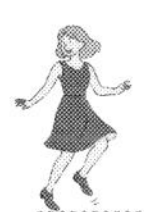

52. 탭댄스 실감하기

R - 자기가 좋아하는 때나 계절이 왔어도, 그에 해당되는 생각과 행실을 적극적으로 하지 않으면, 못 느끼고 실감도 안 난다

- 탭댄스를 할 기회가 왔어도, 하고 있으면서도,

제대로 적극적으로 임하지 않는다면

배워도 별로 재미를 못 느끼고

본인이 탭댄스를 제대로 하고 있는지 실감도 못 느끼게 됩니다

실감나게 하려면 적극성을 가지고 열성을 다해서 해나가야 합니다

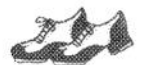

성공하려면 어릴 때 투자하고, 가르치고,
키우고, 관리하고, 위대한 말씀을 주며 행하게 해 줘야 됩니다. Ⓡ

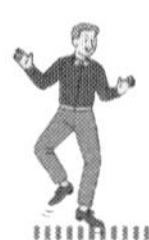

53. 탭댄스 뮤지션

'그때는 뮤지션이었지요. 지금은 댄서로 하고 있지만요'
이렇게 말하는 사람이 있습니다
장르를 바꿔 인생을 살았습니다
음악은 접고 댄스를 한 것입니다

그런데 탭댄스를 한다면 뮤직댄서, 리듬댄서도 되는 것입니다
음악과 춤은 뗄 수 없는 관계입니다
탭댄스는 춤만 추는 게 아니라 리듬을 만들고 음악을 하는 것이니까요

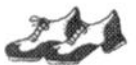

<시작의 책임>을 얼마나 '제때' 하느냐에 따라서 <승리와 패배>가 좌우됩니다. 시작을 제때 안 하고 늦게 하면, 음식을 제때 먹지 않는 것과 같아서 맛이 안 납니다. 그러니 음식을 먹다가 말듯, 하다가 맙니다. 아이스크림도 제때 먹어야 시원하지 제때가 지나서 녹으면 먹다가 맙니다. 시원할 때 먹으면, 끝까지 먹고 끝장을 냅니다. 이와 같이 제때 시작하지 않으면 끝장을 못 내고 끝나고, 제때 시작하면 끝장을 내고 맙니다. ®

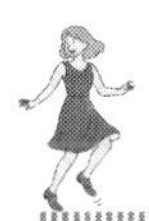

54. 탭댄스 신기루

눈앞에 보였는데 막상 그곳에 가보면 없는,
실제로 존재하는 듯한데 실체는 없습니다
신기루를 실체가 되게 만들려면 어찌해야 되는가?
없는 신기루는 만들어 낼 수 없지만
탭스텝이 순간 떠오르면 그것이 신기루 같습니다
그때 얼른 만들어서 기록과 영상으로 남겨놓아야 합니다
순간 떠오른 멋진 스텝들을 그때 제대로 저장해 놓지 못하면
어느 순간 신기루처럼 사라져 버립니다

성공하고자 해야 많이 행한다. 사람이 간절히 원하고 결심하고 행하면, 크게 되든지 작게 되든지 되기는 한다. 그런데 사람이 원하는 것을 얻으면 간절히 희망했던 때와는 마음이 달라진다. 그래서 성공해도 오래 못 가는 자들이 많다. – 얻은 후에도 마음 변하지 말고, 더 차원 높여 높이 올라가는 삶을 살아라. ®

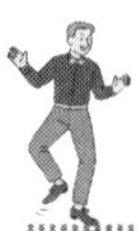

연습실에 태엽 시계가 하나 있습니다

이 태엽 시계는 매일 태엽을 7번이나 8번 정도 감아줘야 됩니다

시곗바늘을 빠르게나 느리게 돌아가는 속도를 조절하는 기능과 알람 기능도 있습니다

오래된 시계인지라 행여 더 감으면 태엽이 꽉 쩔어 작동을 안 하니

꼭 7번 기준으로 감아줘야 째깍째깍 잘 갑니다

이같이 태엽 시계처럼 탭댄스도 매일매일 꾸준히 시계 감듯 해줘야 합니다

째깍째깍하는 소리가 매력인 태엽 시계처럼

탭 소리도 매일 들릴 때 살아 있는 것입니다

성공할 자인데 많이 실패한다.
이는 교육받지도 않고 행하지도 않기 때문이다. ®

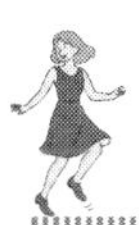

탭스텝 용어마다 발가락, 뒷굽, 댕기고, 찍고 하다 보면

나오는 소리가 다 다릅니다

그리고 스톰프(Stomp)나 스텝(Step)이나 딕(Dig)이나 스팽크(Spank) 같은 것은

모양이 서로 다르기에 찍거나 때리거나 할 때 소리의 음색도 다르게 나옵니다

이걸 다 듣고도 무시하거나 뛰어넘고 모든 소리를 정박으로 만든다는 것

쉽게 느껴지지만, 안 해본 사람은 처음에는 엄청 헷갈리게 됩니다

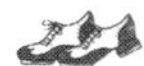

매일 할 일을 하는 자는 매일 성공하는 자다. ®

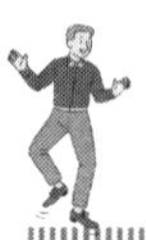

57. 탭댄스 소리에 갇혀 있다

음을 다양하게 바꿔서 하는 스텝을 연습해서 발에서 새로운 감각을 경험하게 되면

이제부터는 전에 했던 리듬만 갖고 탭댄스를 하고 있는 것이 은근히 아쉽습니다

새로운 스텝과 리듬이 마구 쏟아져 나오는데

아는 스텝과 하는 스텝은 늘 하나의 리듬뿐이라면

그건 그 리듬 속에만 갇혀있는 것이라 하지 않을 수 없습니다

갇혀있지 말고 열고 깨고 나와 새로운 세계를 누리십시오

〈같은 법칙과 이치〉는 '똑같은 수준'이다.
그러니 시대가 발달돼도 예전에 했던 생각과 행위를 똑같이 하게 된다.
고로 〈차원〉을 높여야 앞장서고, 〈방법〉을 달리해야 성공한다. ®

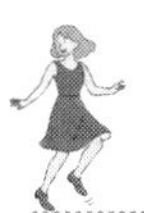

58. 내 입맛에 맞는 탭댄스 요리

음식을 먹는데 이게 내 입맛에 안 맞는다면 어떻게 해야 할까요?

이미 음식은 다 만들어져 나왔는데 말입니다

그럴 때는 다양한 소스나 다른 음식을 곁들여서 내 입맛에 맞게 맞춰가면 되듯

탭댄스 스텝을 하나 익혔는데 이게 영 헷갈리고 익히기 어렵다면

우선 내 체질에 맞게 순서를 익히고 나서 그것이 완전히 익숙해졌으면

그 후에 그 원형을 찾아서 해보는 것도 한 방법입니다

입맛에 안 맞는데 억지로 먹으면서 괴로워하고만 있을 필요는 없습니다

그게 음식 잘 먹는 법이듯 탭댄스도 그렇게 잘 익히는 방법 중 하나입니다

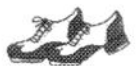

<전체>를 못 얻어도 <핵>을 차지하는 것이 잘되는 비법. ®

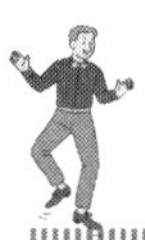

59. 탭댄스와 오로라

오로라의 색깔을 보면 한 가지 색이 아니고

또 색이 정지되어 있지도 않고 움직이며 변화되며 섞이고 바뀝니다

탭댄스 스텝도 그렇게 만들 수 있습니다

오로라 같이 색은 보이면서

어디에 어떤 색이 겹치기 시작해서 변화가 되는지 현란하게 보이게 됩니다

그렇게 만들면 모양과 소리가 어우러져 신비스럽게 보이고 들립니다

<생각>이 그리도 중합니다.
사람은 어떤 생각을 하느냐에 따라서, <몸>으로도 그와 같이 행하게 되고,
그에 따라 '자기 삶'이 결정되기 때문입니다.
<생각>에 의해 '성공과 실패'가 좌우됩니다. ®

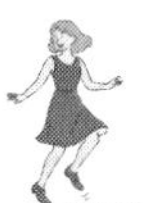

60. 탭댄스 기본을 알고 하자

R - 기본도 모르면서 자꾸 깊은 것만 알려고 하면 안 된다

- 먼저 기본을 확실히 터득하면서 하나씩 난이도를 올려 나가야 합니다

현재 자기 인생이 성공한 사람은
과거에 살아온 삶이 모두 기쁨 거리로 떠오르고 생각됩니다.
그러나 현재 성공하지 못한 사람은
과거에 살아온 삶이 모두 슬픔과 고통으로 떠오르고 생각됩니다. Ⓡ

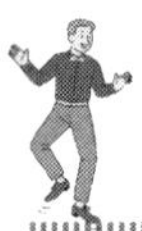

61. 탭댄스와 시험 성적

학원 하나도 안 다니는데도 시험 성적이 잘 나오는 학생이 있습니다

평소에 학교 수업을 잘 듣고 예습, 복습 잘하고 스스로 공부 열심히 하는 학생입니다

탭댄스도 주 1회 와서 배우는 사람인데도

하나도 안 까먹고 계속 실력이 향상되는 사람도 있습니다

집에서든 자기 처소에서 배웠던 것을 연습하고 와서 그렇습니다

평소에 레슨할 때 충실히 하고 틈틈이 시간 날 때 생각나면 해주어도

실력이 좋아지는 사람이 있습니다

공부의 머리가 있는 학생처럼 탭댄스 재능이 있는 사람입니다

이런 사람은 탭댄스로 시험 본다고 해도 잘할 듯합니다

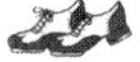

인생이 다 성공해도
'핵'을 성공하지 못하면, 성공하지 못한 것이다. ®

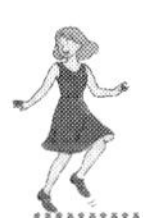

62. 탭댄스와 탯 속 아이

탯 속의 아이는 이미 생명체로 존재하고 있어도 다른 사람들은 잘 모릅니다

태어나게 되면 그제야 생명체가 확실히 있었다는 것을 확인합니다

탭댄스도 모든 사람이 발과 근육을 가지고 있어도

그것이 탭댄스를 할 수 있는 구조를 지니고 있는 것을 모릅니다

탭댄스를 해보고 경험해 보고 나면

그제야 발과 근육이 탭댄스를 할 수 있게 존재했다는 걸 인식하게 됩니다

탯 속의 아이이지만 살아서 존재하고 있듯,

이미 자신이 지니고 있는 근육, 뼈 등 모두 이미 탭댄스를 할 수 있도록 존재하고 있습니다

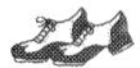

<생각>을 잘못하면, '작은 일'도 '큰일'도 모두 손해가 가고 실패한다. ®

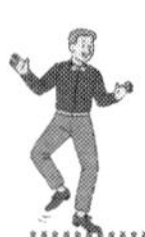

63. 탭댄스와 눈꽃 송이

눈꽃 송이가 그냥 볼 때는 모양이 비슷해 보여도
그 입자를 확대해서 보면
너무도 다양한 모양들이 있음을 알게 됩니다

탭댄스도 스텝 하나하나 볼 때는 다 엇비슷해 보이지만
크게 확대하듯 분석해서 펼쳐나가면
무수하게 스텝들을 만들어 입자가 생기게 됨을 알게 됩니다

눈꽃송이 입자가 다 틀리게 펼쳐지듯
탭댄스 스텝도 그렇게 무한히 펼쳐집니다

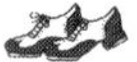

<생각>이 고장 나서 기능을 상실하면, <만사>가 실패다. ®

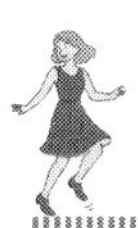

64. 탭댄스와 사슬 고리

탭댄스 스텝은 각각 용어가 다르게 따로 존재하고 있지만
이 스텝들은 언제든 서로 고리로 연결시켜 긴 사슬로 만들 수 있습니다
따로따로 존재하고 있는 듯해서 다르게 보일 것 같아도
결국 연결시키면 탭댄스의 형태로 보이게 됩니다
혼자 존재하면 그 존재감이 미약하지만
연결시켜 고리로 제대로 만들어 놓으면
그 존재성이 확실하게 보입니다

<뇌>가 굳으면 성공하지 못한다. 꿈을 이루지 못한다.®

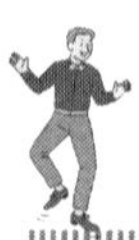

65. 탭댄스 주고 받기

사람이 살면서 자기 것만 갖고 살 수는 없고
서로 나눠주고 받고, 도움도 주고받기도 하면서 살아야
더 의미 있고 원활하게 살게 됩니다

탭댄스 스텝도 하나의 스텝만 계속 쓰면
제대로 폼도 안 나고 재미도 떨어지고 다양성도 없고 힘들기만 합니다
셔플(Shuffle)도 했다가 스텝(Step)도 주고 했다가
또 플랩(Flap)도 해 주고, 합(Hop)도 해 주고
이렇게 서로 주고 받고 해 줘야 더 좋은 것입니다

이 법칙대로 살아야 편안하듯 탭댄스로 그러합니다

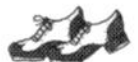

<생각>으로 인해 '흥하느냐, 망하느냐'가 좌우된다. ®

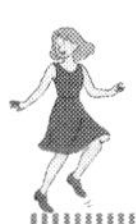

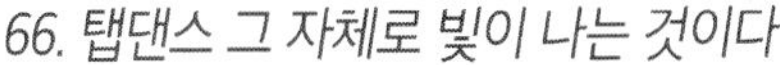

66. 탭댄스 그 자체로 빛이 나는 것이다

탭댄스를 더욱 화려하고 다양하게 알리고 선보이려고
다른 장르나 다른 것을 응용해서 만들더라도
그런 것들로 인해 탭댄스가 더 빛이 나는 건 아닙니다

사람이 먼저이고 옷은 사람을 위해 다양하게 입으며
사람을 편하고 따뜻하고 멋지게 만들어주는 것입니다

패션을 위해 사람이 모델로 사용되는 구도는 주객이 바뀐 개념입니다
이렇듯 탭댄스를 빛내려고 다른 것을 접목시키더라도
탭댄스 본연의 가치를 잊지는 말아야 할 것입니다

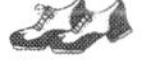

생각을 잘못하면 실패하고, 생각을 잘하면 성공한다.Ⓡ

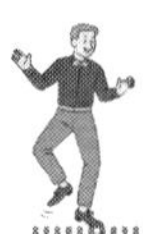

67. 탭댄스 체질화시키기

R - 열심히 하다가 마는 자, 며칠, 몇 달만 하고 끝까지 안 하는 자, 누가 끌어 주면 잠깐은 하는데 지속적으로 못 하는 자, 자꾸 중도에 포기하는 자는 체질이 안 됐기 때문이다

- 탭댄스를 제대로 계속 하고 싶다면 체질화시켜야 합니다

탭댄스로 밥 먹듯이 늘상 운동하듯이 하다 보면 체질화가 되고

체질화가 이루어지고 근육이 바뀌면

그때부터는 힘 안 들이고도 쉽게 할 수 있습니다

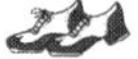

사람은 <생각>에서 성공합니다.
<생각>을 잘하느냐, 못하느냐에 따라서
성공도 하고 실패도 합니다. Ⓡ

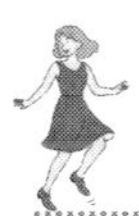

R - 만사의 모든 것이 한 번에 되지 않는다. 한 번에 차원이 높아지지 않는다. 단계별로, 차원별로, 점진적으로 하다가 그것이 체질이 되고 습관이 됐을 때 이상이 없으면, 그때 다음 단계로 차원 높여 행하는 것이다

- 한 번에 되지 않는다고 아쉬워하거나 포기하지 말아야 합니다

실력 차원이 높아지지 않는다고 조급해 하지 말아야 합니다

단계별로, 차원별로, 점진적으로 하면서 체질화시키면서 하다 보면

차근히 다음 단계로 올라서게 되는 것입니다

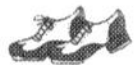

<해야 할 일>인데 '하기 싫은 생각'이 들면 실패하고,
<하지 말아야 할 일>인데 '하고 싶은 생각'이 들면 실패합니다. Ⓡ

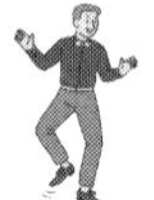

69. 탭댄스 만들 때 다 들리는 악기 소리

탭댄스를 음악을 듣고 조화롭게 만들 때
들리는 악기소리를 다 잡아내려면 엄청 복잡합니다
그중 하나의 리듬과 다른 리듬과의 조화로 만들어 놓습니다
그런데 스텝을 하며 악기 소리를 다 들으면서
그 만든 스텝을 따라 하다 보면 엄청 헷갈립니다
노래와 악기는 그대로 흐르게 두고
스텝은 스텝대로 가면서 같이 협주하듯 해야 합니다
안 그러면 처음 따라 하는 사람은 계속 어렵게 됩니다

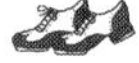

세상에서 육적으로나 영적으로나 '성공한 사람들'을 보면, 모두 <생각>이 좋고 훌륭합니다. 그들은 수많은 생각들 중에서<강철 같은 생각, 좋은 생각>을 택하여 행했습니다. 좋을 때나, 잘될 때나, 힘들고 어려울 때나 한결같이 <강철 같은 생각, 좋은 생각>을 택해서 행했기에 육적으로든 영적으로든 성공한 것입니다. ®

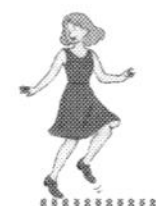

70. 탭댄스 했던 것 또 하고 했던 말 또 하고

탭댄스 하다 보면 했던 것 또 하는 경우가 많고
가르치다 보면 했던 말 또 하는 경우가 아주 많습니다
처음 접하는 사람은 새롭지만
자꾸 했던 것 하고, 했던 말 또 들으면 얼마나 지루하고 답답하겠는지요
또 하고 또 하는 게 중요하고 핵심이어서 반복해야 하겠지만
때로는 응용도 하고 변화도 주면서 해줘야
같은 것이라도 좀 더 다른 마음으로 접하게 될 것입니다

그런데 형태를 못 바꾼다면
내 마음이 바뀌어야 하는 것입니다

성공한 사람들은 모두
수많은 생각들 중에서 '가장 좋은 생각'을 골라서
그 생각을 가지고 '행한 자'입니다. Ⓡ

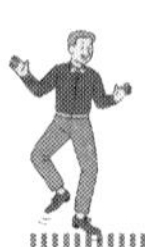

71. 탭댄스 차 왔을 때 올라타라

차가 왔을 때 올라타야 자신이 갈 목적지를 빠르고 편하게 갈 수 있습니다

그때 못 타면 다음 차가 오기를 또 기다려야 하거나

차가 안 온다면 걸어가거나 포기하거나 다른 방법을 찾아야 하니 번거로워집니다

탭댄스를 할 기회가 지금 자신에게 왔다면
얼른 잡고 그에 맞게 해 나가야 합니다
그 순간 기회 왔을 때 못 올라타면
시간 걸리고 손해 보면서 후회하게 되고
다른 해야 할 일들로 인해 가는 길이 바뀌게 됩니다

<생각>을 잘못해서 다치고, 사고 나고,
죄를 짓고, 실패하고,
<생각>을 잘해서 잘되고, 의를 행하고, 성공합니다. ®

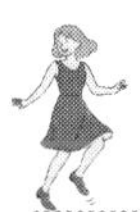

72. 탭댄스 투잡

요즘 보니까 전문직에 있는 운동선수들이 시즌이 없는 기간 동안에
자신과 다른 직종의 것도 능력을 발휘하는 모습들이 보입니다
서로 전혀 어울리지 않는 다른 분야의 것인 듯하지만
누구든지 도전하면 할 수 있는 것입니다
전문직에 있는 사람이 탭댄스에 흥미를 느껴서 꾸준히 하고
남에게 선보일 정도까지 실력을 만든다면
투잡의 기능으로 발휘할 수도 있을 것입니다

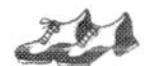

성공하려면 끝까지 해라. Ⓡ

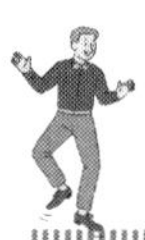

73. 탭댄스로 떡밥 뿌리기

어떤 영상을 보다 보면 일부러 가다가 중간에 끊어놓고
뒷부분을 궁금하게 하는 경우도 있습니다
이것은 방송이나 영상 홍보할 때 화끈한 것만 보여주고
미리 떡밥을 깔아놓는 것과 같은 것입니다
제대로 보고 싶으면 유료결재해서 들어와서 보라는 것처럼
탭댄스도 그 이상의 스텝들을 보거나 익히고 싶다면
연습실, 학원으로 와서 등록하고 하라는 의도로 만드는 것입니다
이건 자본주의 시대의 홍보전략이라고 할 수도 있겠습니다

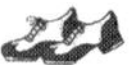

성공한 자는 <생각이 좋은 자>요, <행한 자>다. ®

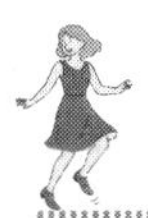

74. 탭댄스를 즐기며 하는 차원

음악 듣고 리듬 타며 탭댄스를 하다 보면

음악과 리듬에 심취해서 스텝을 놓쳐버리는 경우도 있습니다

이것은 음악만 즐기다가 놓쳐버린 경우인데

스텝 맞추려고 신경 쓰면 그만큼 즐기는 쪽의 신경이 덜 가게 되는 것입니다

스텝도 제대로 맞추면서 음악도 제대로 맞추는 단계로

그리고 그걸 즐기는 차원까지 만들어 내는 것

그 길을 갈 때까지 노력하며 연습해야 합니다

제때 하면 찾는 것이 옆에 있기에 바로 찾아 성공한다.
때 놓치면 천 리나 멀어진다. Ⓡ

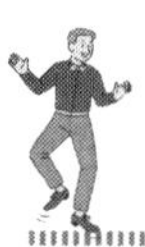

75. 탭댄스와 래퍼 가사 발음

래퍼가 발음을 빨리 할 때, 연극배우가 발음 연습 빠르게 할 때

그 단어들이 엉켜서 어렵게 발음이 되면 연결하는데 어려움을 겪습니다

스텝도 빠르게 하는 스텝을 어렵게 구성하면 리듬 맞추기가 정말 어렵습니다

발음 연습을 해서 제대로 하도록 만들거나

좀 더 편한 패턴으로 잘 돌아가는 것으로 바꿔서 만들면 됩니다

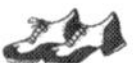

생각났을 때 행하고 가는 자는 성공한 자요,
생각났는데도 미루고 가는 자는
다른 위치로 가는 자다. ®

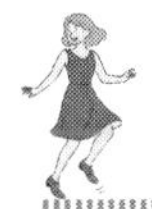

76. 탭댄스와 비주얼라이제이션(Visualiaztion)

비주얼라이제이션이란 것은
움직임을 머릿속에 그려 넣는 것이라 합니다
일종의 두뇌 훈련과 긍정화입니다
생각으로 머릿속에서 동작을 그려 넣고
그것을 몸으로 표현하는 것입니다

이것은 탭댄스에 있어서도 필요합니다
스텝의 순서가 잘 안 익혀진다면
몸만 하면서 마음, 정신이 끌려가거나
아무 생각 없이 가만두지 말고
머릿속에서 먼저 스텝의 모양을 그리고
그것을 발로 보내서 발이 움직일 때
뇌 속에서 그 모양도 같이 움직이도록 하는 것입니다

그렇게 하면 도움이 됩니다
빠르게 안 되어도 천천히 하면서
먼저 스텝을 완선히 이해하고 해 나가야 합니다

<작은 승리>는 하기 쉽다.
<작은 승리>를 이루어, 그로 인해 차원 높여
<큰 승리>를 해 봐라! ®

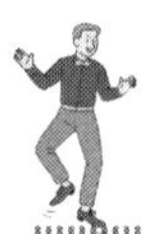

77. 맹탕 탭댄스

초콜릿 우유를 주문했는데 이게 전혀 초콜릿 맛은 제대로 나오지도 않고
물맛만이 더 진하게 나온다면 맹탕으로 했다고 말하게 됩니다

마찬가지로 탭댄스도 스텝을 때릴 때 정확하게 안 하고
어설프게 하는 듯 마는 듯하며 어리숙하게 넘어가면
볼 줄 아는 사람들은 스텝이 맹탕이라는 걸 알게 됩니다

맹탕으로 할 만한 스텝이 여러 가지 나오게 되는데
그렇게 나오는 스텝일지라도
초콜릿도 진하게 정량에 맞게 타야 맛이 나듯
탭댄스도 제대로 해 줘야 맛이 납니다

"조금 더 큰 것이 그리도 빛나 보이고 커 보인다.
그러니 조금 더 해라. 그러면 뽑힌다." ®

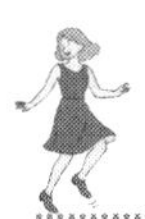

78. 지나친 탭댄스

사람들을 가르칠 때 혹은 혼자서 연습을 하게 될 때

배우는 사람들은 수준이 안 되는데 너무 지나치게 어렵고 빠르게 알려주면

따라 하지 못하고 질려버려서 안 하고 싶고 포기하게 됩니다

연습 또한 적당히 힘겹게 도전해야지

지나치게 무리해서 과도하게 하게 되면 역효과와 탈이 나게 되어 있습니다

이처럼 지나친 것은 오히려 해가 되기도 합니다

그러니 정도에 맞게 너무 지나치지 않게 알맞게 하는 것이 가장 좋습니다

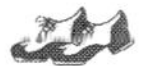

<자기>를 가지고 '자기'를 성공시키는 것입니다.
<자기>를 가지고 '자기'를 성공시키려면,
<생각>이 매우 중요합니다. ®

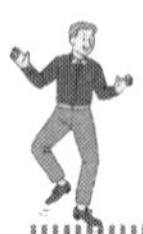

79. 과식하면 안 좋은 탭댄스

음식을 너무 많이 먹으면 제대로 영양분이 흡수가 안되고
비만으로 체질을 변질되게 만듭니다
음악도 너무 지나치게 많이 들으면 감각이 무디어집니다
탭댄스도 한 번에 너무 많은 것을 습득하려고 과식하듯 익히는 것은
오히려 부담이 되고 제대로 스텝의 맛도 모르게 됩니다
적당히 음식의 맛도 음미하며 즐기며 포만감을 채워야 하듯
그렇게 탭댄스도 해 나가는 것이 가장 좋습니다

그때마다 '더 급한 것을 하는 것'이 성공 비법입니다. ®

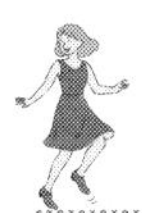

80. 탭댄스 슈즈 대여합니다

가끔 연락 와서 탭슈즈를 빌릴 수 있는지 물어오는 사람이 있습니다

한 켤레, 3~4켤레, 어느 때는 10컬레 넘게까지 물어옵니다

일회성으로 개인의 용도나 단체에서 필요해서 문의를 해오는 것입니다

연습실에는 수강생들을 위한 용도로 비치해 둔 탭슈즈가 있기에 사이즈와 수량은 충분합니다

빌려줄 때 일정한 대여료를 받고 연락처와 신분증을 받고 기간을 맞춥니다

연습실에서 레슨을 하는 사람들은 외부에서 필요로 할 때 그냥 빌려주기도 합니다

이렇게 빌려간 탭슈즈는 대부분 별 탈 없이 다시 수거가 잘 되는 편이지만

어느 때는 탭슈즈가 망가져서 돌아오는 경우도 있습니다

오래된 슈즈여서 그런 것도 있으니 유실되지만 않는다면

일일이 망가진 것 다 따지면서 가고 싶지는 않습니다

필요해서 찾는 사람들에게 도움도 주고

많이 있는 탭슈즈를 대여도 해 주며 활용할 수 있다면 일거양득인 것입니다

<그날의 일>은 '그날' 해야 매일 성공합니다.
<그날의 일>을 '그날' 하려면, 정말 '생각'을 잘하고 해야 가능합니다.
<생각>을 잘못하면, 꼭 해야 할 일은 안 하고
필요 없는 일을 하여 실패하기 때문입니다. ®

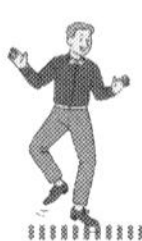

81. 탭댄스 어제의 기억

내가 어제 무슨 스텝을 했지?

많이 한 것 같은데, 머릿속에 저장하지 않고 영상으로 남기고 신경을 안 쓰니

무슨 스텝을 했는지 기억이 떠오르지가 않습니다

늘 새롭게 스텝이 쏟아져 나오니

딱히 어제 했던 것을 또 되짚어 볼 필요는 없기도 합니다

하루 전날 했던 것도 기억 못 하는데

주 1회 와서 하는 사람 중에는

당연히 저번 주 배웠던 걸 기억 못하는 사람들이 많은 것입니다

그래도 잊지 않고 기억하는 사람은 늘 있습니다

생각에서 잊지 않고 몸으로 해 보면

잊지 않고 계속 기억할 수 있는 것입니다

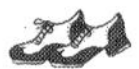

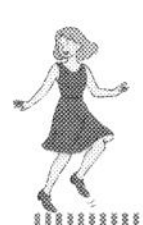

82. 탭댄스 재탕하기

물건을 사다 보면 어떤 것은 포장과 이름만 싹 바꾸고
품질과 제품은 예전 것 그대로인 경우가 있습니다
새로운 것인 줄 알고 샀다가
껍데기만 다르고 내용물은 똑같은 걸 보게 됐을 때
여러 가지 생각들이 듭니다

옛날부터 지금까지 꾸준하게 사랑받는다고 하는 스낵들은
맛은 변하지 않고 포장지만 디자인이 바뀌어서 나오기도 합니다
오리지널은 계속 유지하며 소스만 다양하게 뿌려놓고
새로운 맛이라 하며 나오기도 합니다

재탕을 할 수 있다는 건 긍정적으로 보면
옛것을 다시 쓰며 응용하니 좋은 것입니다
안 좋게 보면 새로움과 창작 능력은 없고
옛것을 가져와 베껴 쓰는 것으로 인식하게 되는 것입니다
결과야 어떻든 좋은 방향으로 계속 활용하며 이어 나갈 수 있다면
재탕도 그리 나쁘지는 않을 것입니다

제때, 제시간에 하여라!
이것이 <성공 비법>이다. <잘하는 비법>이다. ®

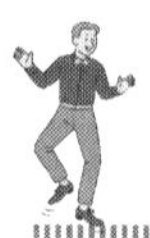

83. 탭댄스 100고지

탭댄스 이야기를 한 권의 책마다 100개의 이야기를 써 놓는데
처음에는 내용이 너무 적은 것 같았는데
이것이 횟수를 거듭해서 2권, 3권 넘어가다 보니
100개의 이야기도 결코 작은 게 아니라는 관점이 생겨버립니다

템포도 100템포를 기준으로 배우는 스텝이
잘 되고 편안하다면 기초가 잘 되는 것이라고 설명을 해주는데
이 100템포까지 올라가는 것이
처음 하는 사람에게는 참으로 오르기 힘든 정상인 것입니다
100의 기준을 뛰어넘어 다니는 존재들도 무수히 많습니다
어느 장르이든지 하나의 기점으로 정해놓은 100고지를 잘 이뤄나가며
자신을 돌아보는 시간으로 가야 좋을 것입니다

<좋은 아이디어>가 있어도 <시간>이 없으면 못 하고 실패한다. ®

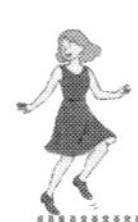

키보드나 타자기를 치면서 작업을 하는 사람들은
익숙해지면 엄청 빠르게 합니다
탭댄스도 마찬가지로 익숙해지면 엄청 빠르고 많은 리듬을 만들어냅니다
그런데 어느 때는 너무 키보드, 타자기를 많이 두드려
감각이 무디어지고 오히려 정신도 혼미해지고 뻣뻣해질 때도 있습니다
탭댄스도 그럴 때가 있습니다
몸의 기능만 완성시킬 것이 아니라 뇌와 정신도
항상 최상의 컨디션으로 유지시켜 나가야 하는 것입니다

누구든지 <시간>을 다스리지 못하면, 문제가 생깁니다.
고로 성공하지 못하고 실패합니다. ®

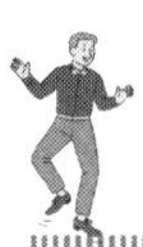

85. 탭댄스 정자와 난자

정자와 난자가 만나야 생명이 잉태되듯
탭슈즈와 바닥이 만나줘야 리듬이 시작됩니다
결코 혼자 존재할 수는 없습니다
서로 맞물리고 어울려서 조화롭게 이루어 나가야 하는 것입니다

어떤 사람은 쭉~ 열심히 하다가 항상 '마지막 선'에서 낙심하고 포기합니다. <그 차원의 마지막>은 '제일 급경사'이고 '오르막길'입니다. 그때 낙심하지 말고 더 힘을 내서 오르면 올라가집니다. 그런데 그때! 힘들다며 포기해 버립니다. 그러니 '수고한 것'이 헛되고, '수고의 대가'를 얻지 못하는 것입니다. Ⓡ

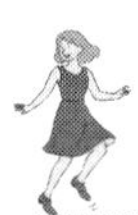

86. 나만의 탭댄스 세계

처음 시작도 그러했고 내 것으로 소유하고 싶을 때도 그러했습니다

나만의 세계로 탭댄스를 추구했습니다

과정 가운데 하다 보니 나만의 것만을 계속 추구하기는 어려웠기에

외부의 세계를 받아들이기도 했습니다

그러나 어느 정도 틀이 갖춰지니 결국 다시 나만의 세계로 갑니다

그래도 이 세상에서 살며 사람들과 맞물려 살아가야 하니

또 맞추기도 해야 합니다

그러나 나는 또 나만의 세계를 추구합니다

이것을 조율을 잘해야 계속 나의 세계를 추구하면서도

혼자 빠져 헤매지 않으면서도 다 누릴 수 있습니다

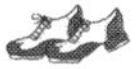

<인생 최고의 성공>은 '알고, 아는 대로 행하는 것'이다. ®

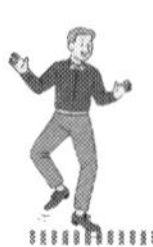

87. 탭댄스 어디 써먹을 곳이 있나?

돈이 많아도 쓸 곳이 없다면 그 많은 돈이 무슨 소용이 있겠는지요?

돈이 적어서 하고 싶은 걸 많이 못 하는 것이 아쉬운 것이지

막상 돈이 많으면 좋을 것 같아도 쓸 곳이 없다면 아주 가치가 없습니다

탭댄스를 잘 하고 많이 알아도 이걸 어디 써먹을 곳이 없다면

탭댄스를 알고 있어도 별 의미가 없습니다

혼자 연습하며 운동하듯 즐기는 차원이라면

그저 개인적 만족으로만 끝나는 지극히 단순한 기능입니다

적은 돈 갖고 내 앞가림만 하고 사는 격입니다

돈 많으면 그 돈으로 여러 가지 일을 할 수 있듯이

탭댄스도 많은 것을 알게 되면

그로 인해 할 수 있는 일이 많이 생깁니다

각자의 능력과 의지대로 길이 열리게 됩니다

인생을 보세요. 대부분 <성공 쪽>은 10%이고, <실패 쪽>이 90%나 됩니다. 왜 그럴까요? 자기 마음대로, 자기가 생각했던 대로 되지 않기 때문입니다. 자기 마음대로 자기 생각대로 된다면 성공률이 90% 이상이니, 누구나 성공하기 쉬울 것입니다. ®

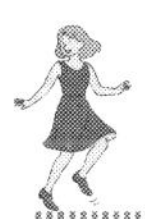

88. 탭댄스와 사각 종이곽 티슈

종이곽 티슈는 한 장씩 뽑아 쓰면서 다음 휴지가 앞의 휴지에 맞물려서 딸려 나오되

완전하게 다 나오지는 않고 반만 나오게 만들어 놓은 것입니다

다 꺼내서 보면 지그재그로 서로 맞물리게 겹쳐놓은 걸 볼 수 있습니다

이것을 살짝 잘 접어놓는 것이 기술인데

싸구려 티슈는 이걸 제대로 못 해 놓아서

쓰다 보면 한 장씩 톡 안 뽑히고 서너 장씩 딸려 나오게 되거나

한 장씩만 뽑히고 나머지는 상자 속으로 휴지가 쏙 들어가 버려

다음 휴지를 꺼내기가 어렵게 만들기도 합니다

탭 스텝도 하나의 스텝이 나오면 다음 스텝이 맞물려서 원활히 나와줘야 하는데

그게 이 휴지처럼 원활하지 않으면 엉망이 되는 것입니다

휴지 하나도 이렇게 신경 써서 제대로 만들어줘야 쓸 때 편하듯

탭댄스도 아무리 쉬운 스텝도 제대로 만들어놔야 연결해서 할 때 깔끔하게 됩니다

인간은 다 '성공'할 수 있습니다.
그러나 실수하여 제대로 못 해서 실패하는 것입니다. ®

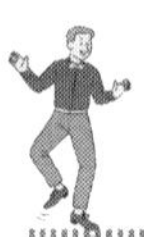

89. 탭댄스와 함정

번호를 나눠서 4번까지 구성된 스텝을 연습하다 보면

단순하게 스텝이 흐르다가 스텝의 변화를 주거나 리듬의 변화를 주면

그게 멋있고 현란하고 신기하게 바뀌어 보이는 부분이 되지만

그 부분이 자꾸 틀리게 되는 경향이 있습니다

잘하겠다고 마음먹어도 자신도 모르게 그 부분이 틀립니다

나도 모르는 함정에 빠지는 것입니다

함정은 안 빠진다면 상관없지만 그게 맘대로 안 됩니다

심리적으로나 현실적으로 잘 가다가 함정에 빠지게 되면

약이 올라서라도 다시 제대로 해보겠다는 의지가 생기기도 합니다

그래서 일부러 함정을 재미있으라고 만들기도 합니다

없는 것보다는 더 스릴이 있으니 말입니다

<성공할 수 있는 운명적인 결정>은···
곧 - 마음과 뜻과 목숨을 다하는 것입니다! ®

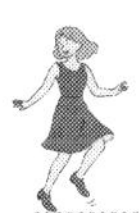

90. 탭댄스 습관 들이기

R - 습관이 되면 자꾸 하게 된다. 게으르지 말고 행하기다

- 처음 재미가 붙고 흥미가 있을 때 습관이 되도록 자꾸 행하게 되면

나중에 슬럼프가 오고 스텝이 잘 안되어 힘겨워질 때도

습관이 잘 되어 있기에 그래도 또 하게 됩니다

습관 들이기에 따라 더 하게 됩니다

<기존성>은 기존에 자기가 해 왔던 것이고, 기존에 자기가 생각했던 것이니 90%나 장악하고 있습니다. 그래서 <새로운 길>을 택하여 성공하려면, 마음과 뜻과 목숨을 다해야 됩니다. 그러면 <기존성>을 이기고 '성공의 길'로 가게 됩니다. Ⓡ

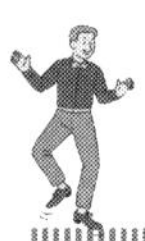

91, 낡은 탭댄스 일기

일기가 낡아질 수는 없으니

낡은 일기가 있다는 것은 옛기록이라는 의미가 더 크다고 하겠습니다

그 일기장이 오래되어서 낡아지는 것이고

그 내용도 옛 기록이기에 '낡다'라고 연상이 되는 것이겠지만

낡은 일기가 낡았다고 물건이 낡아져 가치가 없어지는 것처럼 될 수는 없습니다

탭댄스는 옛 스텝이 낡게 보여도

100년을 그 스텝으로 계속 새롭게 응용되어 존재하고 있으니

'낡은 탭댄스'는 '낡은 일기'처럼

그 의미가 오히려 세월에 따라 더 깊이를 더 하는 것이라 하겠습니다

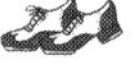

목적지에 가려고 하는데, 시간이 부족하다 합시다.
그러니 '성공률 10%, 실패율 90%'입니다.
이때 <가능하게 하는 방법>은
잠 안 자고 먹을 것 안 먹고 마음과 뜻과 목숨을 다하는 것입니다. ®

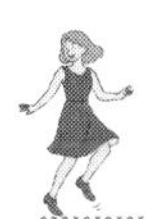

92. 탭댄스 펄 잉크

펄 잉크 만년필
잉크에 펄이 들어 있어서 영롱하고 예쁩니다
이 펄이 잉크병 속에 침전되어 있을 때,
흔들면 오로라 가루 뿌려놓은 듯 퍼지면서
워터볼같이 연출되어 보여집니다

이 펄 잉크를 만년필에 주입해서 쓰면 글씨에 반짝거리는 모양이 새겨나와
아주 멋지고 예쁩니다
그런데 만년필에는 입자로 인해 막힘이 발생할 수 있어 안 좋다고 합니다
그리고 입자는 금방 없어지고 일반 색만 나오기에
병에 들어있는 펄 잉크를 다시 뚜껑을 닫고 흔들어서 써야 하는 불편함이 많습니다

탭댄스 스텝이 무난하게 잘 나온다면 일반 잉크로 만년필에 쓰는 개념이고
화려한 기술을 선보이는 것은 펄 잉크로 쓰는 개념이라면
화려한 기술을 쓸 때는 몸으로 그만큼 수고를 하고 있다는 것입니다

펄 잉크가 멋지게 보이는 것은
바탕에 일반 색이 있는 상태에서 퍼져 있기에 그 효과가 더 한 것이듯
탭댄스도 화려한 스텝만을 계속한다고 효과가 있기보다

일반 스텝을 하다가 화려하게 나와줘야 그 임팩트가 더 효과가 있는 것입니다

열 번을 해서 안 돼도, 해야 됩니다!
자꾸 하면 '연습'이 되고 '훈련'이 됩니다.
고로 '유능'하게 되어 결국은 '성공'합니다. ®

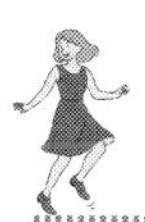

93. 탭댄스의 끝맺음과 여운

8카운트나 그다음 1 카운트에 보통 스텝을 끝냈습니다

그런데 끝날 때 몰아치고 끝내지를 않고 음을 좀 튕기면서

8카운트를 넘어 1카운트에 마무리를 시켰습니다

스텝을 이렇게 만들고 음악이랑 맞는지를 들어보니 딱 맞습니다

그런데 1카운트에 끝난 후 그다음 노래가 또 이어지는 2박자가 나오는데

그것까지 끊지 않고 들으니 앞의 스텝 부분에 완성도가 더 깊이가 생깁니다

1에서만 끝냈으면 몰랐을 탭댄스 스텝의 여운입니다

이건 영화가 다 끝나고 그냥 끝났다고 생각하고 바로 일어서는 사람과

뒤에 나오는 만든 사람들의 소개 글자를 다 보고

그 후에 혹시 더 나오는 추가 영상까지 보는 것의 효과라고나 할까요?

여유 있는 사람은 더 가져가게 되는 것입니다

<성공의 길>로 가려면,
마음과 뜻과 목숨 다해 행해야 됩니다.
마음과 뜻과 목숨 다해 행해야 <불리한 가운데>
서도 '좋게' 행하여 성공하게 됩니다. ®

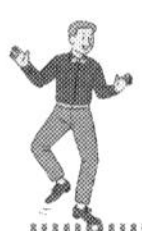

94. 탭댄스와 스핀 먹은 공

공이 스핀이 생길 수 있는 이유는 속도와 각도입니다
스핀이 먹힌 공이 되는 이유는 속도를 붙여서 스치듯 치기 때문입니다
스핀 먹인 공은 일반 날아가는 공과는 다르게 휘어져 날아갑니다

탭댄스가 속도감 있게 리듬을 만들면
스핀 먹인 공처럼 소리가 휘어지듯 리듬이 변행된 감각이 나옵니다
이 리듬을 만들려면 속도와 각도를 잘 써서 해 줘야
스핀 먹힌 공처럼 리듬이 일반적이지 않고 신비로워집니다

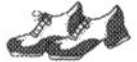

각자 모두에게 '성공 자료'가 있습니다. 그 자료가 어디에 있냐고요? '각 지체'에 숨어 있습니다. 그러나 가지고 있어도 쓰지 않으면 모릅니다. <발 재주>가 있어도 '발'을 써야 재주를 알게 되고, <손재주>가 있어도 '손'을 써야 재주를 알게 되고, <말재주>가 있어도 '말'을 해야 재주를 알게 됩니다. <없던 재주>도 자꾸 연구하고 해 보면 생기는데, <이미 가지고 있는 재주>도 못 써먹고 끝나면 되겠습니까? ®

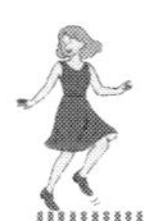

95. 탭댄스와 시장 구경

시장 구경이 재밌는 이유는
새로운 물건들을 본다는 것,
사고 싶은 것은 마음먹으면 살 수 있다는 것,
구경하러 온 사람들 보는 것 등
각자 재밌는 요소들이 다양합니다

탭댄스도 재밌는 이유는 그러합니다
새로운 스텝을 배운다는 것과
배우고 있는 다양한 사람들과 얽히고설키게도 된다는 것 등이 있습니다
탭댄스는 그렇게 시장처럼 늘 새롭고 살아 움직이고 있기에 즐겁습니다

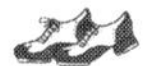

그냥 성공하는 사람이 있습니까?
<성공할 것>을 찾아다니며, 뭐라도 시동을 걸어 시작합니다.
그러다 몇 년, 몇십 년씩 고생합니다.
그러다가 '그 면의 달인'이 되고, 자리를 잡게 됩니다.
행한 만큼 '능력자'가 된 것입니다. ®

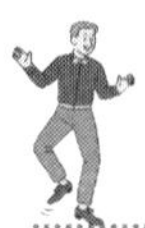

96. 탭댄스 가르치다가 지친다

R - 지도자가 상대로부터 지치면 끝나는 것입니다

- 혼자 힘겨워 지치는 것도 아니고
남을 지도하고 가르치다가 그 상대로부터 실망하거나 지쳐버리게 되면
더 이상 못 가르치게 된다는 것입니다
지치지 않게 요령껏 지혜롭게 잘 가르치는 것이 능력입니다

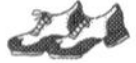

너만 겪고 고생하고 산을 넘어온 것이 아니다.
성공한 자들도 겪고 고생하면서 성공의 산을 넘어왔다. ®

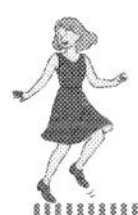

97. 어제 했던 탭댄스 스텝과 오늘 하는 탭댄스 스텝

오늘 하고 있는 이 스텝은 어제도 했던 스텝인데
똑같은 스텝이긴 하지만 또 다릅니다
시간은 흘렀고, 날짜는 다르고 세월은 또 하루가 지났으니
같은 듯해도 다른 스텝이 되는 것입니다
어제 먹은 음식이 있었다고 오늘은 음식을 안 먹어도 되는 것은 아니듯
어제 했던 스텝이라도 오늘은 안 해도 되는 건 아닙니다
매일매일 살아가고 있는 인생은 반복되는 듯해도 매일 다른 것입니다
반복하고 있어도 다름을 느끼고 사는 것이 깨어 있는 것입니다

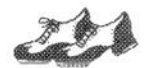

자기가 자기 스스로 '성공 길'을 가게 만들기도 하고,
못 가게 만들기도 한다. ®

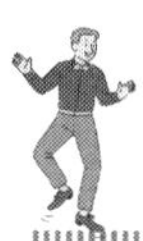

98. 탭댄스와 스타벅스

저는 커피를 잘 마시지 않습니다

그런데 스타벅스는 자주 들릅니다

스타벅스에 가는 이유는 MD상품들의 디자인과 새로운 카드를 사 모으고

여행 때는 스타벅스에 들러서 여행기념품도 사기도 합니다

뉴질랜드 갔을 때는 크라이스트처치에 있는 스타벅스에 가서

뉴질랜드 글자가 쓰여 있는 곰돌이 인형과 머그컵 작은 것을 구하기도 했습니다

이렇듯 커피는 안 마셔도 스타벅스에 내가 끌리는 것이 있기에 가듯

탭댄스도 탭댄스 자체는 잘 몰라도 음악이나 소리, 이미지, 분위기 등

자신의 코드에 맞는 뭔가가 끌리게 되면 탭댄스와 가까워질 것입니다

관심 분야는 자기가 개척하기 나름입니다

저마다 성공할 수 있는 '자기라는 자료'가 있다.
그러나 목표를 정해라. 구상해라. 설계해라. 생각해라.
그리고 행해라. ®

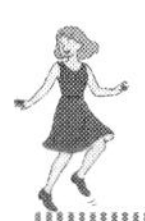

99. 탭댄스에 쓰이는 스텝들

지금 현재 제가 알고 있어서 카페에 영상도 찍어서 올려 놓은 스텝들을 정리해 놓습니다

스텝(Step), 스톰프(Stomp) & 스탬프(Stamp),
셔플(Shuffle), 플램(Flam), 런치(Launch),
슬랩(Slap), 스멕(Smack), 터치(Touch), 플랩(Flap),
토드롭(Toedrop) & 힐드롭(Heeldrop),
볼체인지(Ball change), 토(Toe), 탭스(Taps),
스팽크(Spank), 합(Hop) & 립(Leap), 슬러프(Slurp),
슬라이드(Slide), 스커플(Scuffle), 벨킥(Bell Kicks),
브러쉬(Brush), 척(Chugs), 클릭(Clicks), 클렁크(Clunk),
리프(Riff), 스캅(Scap), 스톰플(Stomple), 스카프(Scuff),
크램프(Cramp), 플랍(Frap), 스크래프(Scrape),
크라울(Crawl), 딕(Dig),
힐스텝(Heelstep) & 힐토(Heeltoe)

https://cafe.naver.com/artoftap

카페 접속해서 [입문스텝]란에 보면
영상으로 이 용어들을 어떻게 하는 것인지 볼 수 있게 올려놓았습니다
추후에 더 생길 수도 있으나
이미 이것만으로도 평생 해도 다 못할 정도로
많은 스텝들을 응용해서 만들어서 할 수 있습니다

한 서너 개만 알아도 엄청나게 스텝을 만들 수 있는데
이렇게 많이 있으니 풍족합니다
본인이 끌리는 스텝들로 시작하면 됩니다

생각 차원이 낮아도 누구의 생각으로 사느냐에 따라
성공과 실패가 좌우된다. ®

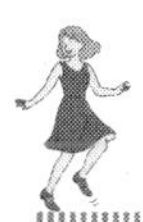

100. 부족한 탭댄스 이야기

무슨 탭댄스와 관련해서 할 이야기들이 그리 많을까 싶기도 하지만

아는 것이 있고 관심 분야가 다양하면 모든 것은 다 이야기의 소재가 됩니다

그 이야기가 다채롭고 유익하고 흥미롭고 가치가 있을수록 더 좋은 것입니다

처음부터 그렇게 했던 것은 아닙니다

하면 할수록 발전되고 더 나아지는 것입니다

제 정신이 맑아 있을 때 그 이야기는 더욱 무수하게 밀려옵니다

이런 능력을 주셔서 하나님께 감사할 따름입니다

<판단>을 잘못하고 행하면, 실패다. ®

Note

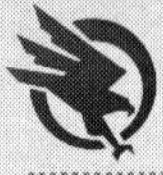

Note

Note

TAP DANCE HOUSE
Art of TAP
EST
1992

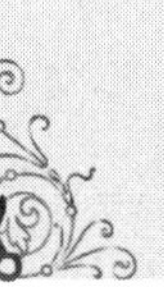